佑安医生说肝癌

袁春旺　主编

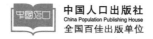

中国人口出版社
China Population Publishing House
全国百佳出版单位

图书在版编目（CIP）数据

佑安医生说肝癌 / 袁春旺主编 . -- 北京：中国人口出版社，2022.7

（健康中国：癌症防治行动丛书）

ISBN 978-7-5101-8255-6

Ⅰ . ①佑… Ⅱ . ①袁… Ⅲ . ①肝癌—防治—问题解答 Ⅳ . ① R735.7-44

中国版本图书馆 CIP 数据核字（2021）第 244312 号

健康中国：癌症防治行动丛书
佑安医生说肝癌

JIANKANG ZHONGGUO: AIZHENG FANGZHI XINGDONG CONGSHU
YOU'AN YISHENG SHUO GAN'AI

袁春旺　主编

责 任 编 辑	刘继娟	
策 划 编 辑	刘继娟	
装 帧 设 计	华兴嘉誉	
责 任 印 制	林　鑫　王艳如	
出 版 发 行	中国人口出版社	
印　　　刷	天津中印联印务有限公司	
开　　　本	880 毫米 × 1230 毫米　1/32	
印　　　张	4.125	
字　　　数	70 千字	
版　　　次	2022 年 7 月第 1 版	
印　　　次	2022 年 7 月第 1 次印刷	
书　　　号	ISBN 978-7-5101-8255-6	
定　　　价	29.80 元	

网　　　址	www.rkcbs.com.cn
电 子 信 箱	rkcbs@126.com
总编室电话	（010）83519392
发行部电话	（010）83510481
传　　　真	（010）83538190
地　　　址	北京市西城区广安门南街 80 号中加大厦
邮 政 编 码	100054

编委会

中国是乙肝患者和肝癌患者大国。尽管中国在乙肝母婴阻断方面取得了巨大进步，但目前中国存量乙肝患者仍约 7000 万人。乙肝是导致肝癌的重要原因，我国每年新发肝癌病例约 39 万人，居恶性肿瘤第 4 位；每年因肝癌死亡例数约 34 万人，居恶性肿瘤第 2 位。严重威胁国人的生命健康。中共中央、国务院于 2016 年颁布的《"健康中国 2030"规划纲要》提出了到 2030 年使我国癌症死亡率下降 15% 的宏伟目标。肝癌对广大人民群众的健康危害性巨大，而普通大众对肝癌的认识严重不足或存在重大误区。因此，普及肝癌的防、筛、诊、治、康知识就显得极为重要。

在临床工作中，无论是门诊首次就诊的乙肝／丙肝／肝癌患者及家属，还是部分经治的罹患上述疾病的患者及家属，在与他们进行病情沟通交流的过程中，我发现他们大多对乙／丙肝的传播途径、预防措施、流行特点（如认为与乙／丙肝患者握手、拥抱、一起进餐会被传染，将乙肝的"家族聚集现象"认为"家族遗传"等）不清楚；对肝癌发生原因、发展规律不明白；对肝癌当前的治疗现状不了解（表现为过度恐慌，认为肝癌怎么治疗也活不长）；对肝癌治疗后随访管理不重视（认为局部治愈后就一劳永逸、不用管了）……

令人欣慰的是，肝癌的治疗方法日新月异，除了传统的手术切除之外，还有肝移植以及介入治疗。尤其介入治疗是近20～30年迅速发展起来的新疗法，具有微创、可重复、疗效好、费用低、住院时间短、适宜人群广等诸多优点，几乎可用于各期肝癌的治疗，挽救了无数肝癌患者的生命。但多数老百姓对介入治疗知之甚少，一般只知道身体里长了肿瘤就开刀切掉，不知道除了外科手术（包括开腹手术及腔镜手术）之外还有微创介入治疗方法。目前已得到医学界公认的关于肝癌介入治疗的论述如下：对于早期肝癌，消融治疗（非血管性介入治疗）可取得等同于手术切除的局部根治性疗效；对于无法手术切除的中晚期肝癌通过综合介入治疗，可以明显延长生存期，部分患者甚至可获得根治性消融或切除机会。除了上述局部治疗措施之外，还有靶向治疗（索拉非尼、仑伐替尼、多纳非尼、瑞戈非尼等）、免疫治疗（PD-1、PD-L1、CTLA-4等）等系统治疗方法，主要用于无法局部根治性治疗的晚期肝癌……此外，中医药在肝癌治疗中也日益发挥重要作用，一些中药已被国家"肝癌诊疗规范"推荐用于控制肝癌生长或降低外科切除术后复发率。

首都医科大学附属北京佑安医院是以感染、传染及急慢性相关性疾病群体为主要服务对象，集预防、医疗、保健、康复为一体的大型综合性医学中心。近年来，随着疾病谱的变迁，肝癌已逐渐成为北京佑安医院最主要的诊疗疾病之一。针对乙肝是导致中国肝癌的最主要原因，北京佑安医院从产前母婴阻断，到肝炎、肝硬化、肝癌诊治的全学科链均处于国内，甚至国际领先水平。鉴于此，由我院专家合力同心出版一部关于肝癌的科普专著既是使命所在，也是名副其实。奋战在临床一线的中青年专家既有丰富的临床经验，又思维活跃、精力充沛，能够紧跟学科进展，由他们利用业余时间共同完成一本能让普通大众愿意看、读得懂、记得住，尤其是以问答形式呈现的肝癌预防与治疗知识，必将为广大群众答疑解惑，造福更多的肝癌患者及家庭。

袁春旺

2022 年 3 月

肝癌的形成过程与临床症状
—— 认知篇

病毒性肝炎、肝硬化
—— 病因篇

肝癌筛查
—— 筛查篇

肝占位 / 结节、肝癌合并症、并发症
—— 相关疾病篇

肝癌的分期与治疗
—— 治疗篇

肝癌的营养与术后康复
—— 康复篇

乙型肝炎的母婴阻断
—— 特别福利篇

肝癌的形成过程与
临床症状
——认知篇

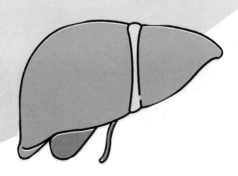

1 正常肝脏是如何长出肝癌的?

正常肝脏生长出肝癌通常伴随一些高危因素,如常见的乙型肝炎、丙型肝炎病毒感染,长期大量饮酒,脂肪肝等。在这些高危因素作用下,肝脏遭受反复的炎症损伤,随着时间的推移逐步进展为肝硬化,最后在肝硬化的基础上,一部分可以发生肝癌。"肝炎—肝硬化—肝癌"这一链状过程目前被认为是肝癌最常见的演变模式。

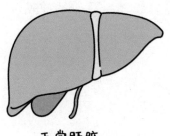

正常肝脏

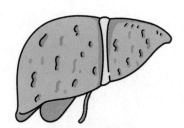

有炎症的肝脏

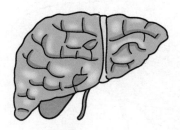

肝硬化

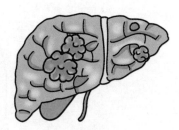

肝癌

2　从肝炎发展到肝癌一般要多久？

从肝炎进展到肝癌的时间因人而异，个体化差异很大。肝癌的发病诱因跟病毒性肝炎、酒精、脂肪肝等有明显的相关性。有病毒性肝炎感染病史的患者应该定期进行肝癌筛查。传统观念一般认为肝癌多见于老年人，但现在的研究数据显示，肝癌发病已经呈年轻化趋势。这种现象与一些常见的不良生活习惯有关，包括长期吸烟、喝酒、熬夜、精神抑郁等。

3　哪些癌症容易转移到肝脏？

随血液循环转移是癌症常见的转移途径，而肝脏是血供非常丰富的器官，因此很多癌症都容易发生肝转移。常见的容易发生肝转移的癌症包括肺癌、胰腺癌、胃癌、结直肠癌、乳腺癌、肾癌等。

4　原发性肝癌和继发性肝癌有哪些不同，哪种肝癌患者的预后稍微好一些？

原发性肝癌是指发生于肝脏本身的恶性肿瘤，被发现时可以是早期、中期或者晚期，患者的预后由肝癌的分期决定，早期、中期肝癌患者预后相对较好。继发性肝癌是指发生于其他器官的

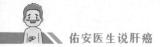

肿瘤通过血行途径转移至肝脏，一旦发生继发性肝癌即表明原发恶性肿瘤已处于晚期，因此预后相对较差。

5 肝脏容易发生癌症，仅仅是因为"血供丰富、土壤肥沃"吗？

血供丰富的确是肝脏容易发生其他恶性肿瘤细胞转移、"定居"的重要因素。但肝脏还易受乙型肝炎病毒及丙型肝炎病毒的侵扰，还同时是酒精、药物等"有毒物质"最重要的分解代谢器官，以上因素可以使得肝脏发生炎症、硬化，甚至癌变。除此之

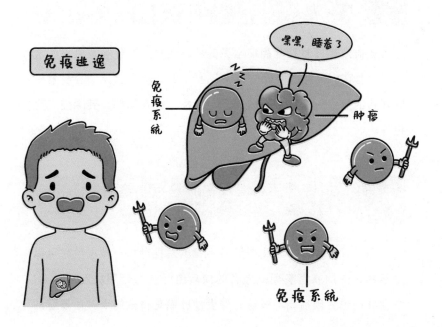

外，正常肝细胞可以为癌细胞提供利于其生长的微环境；肝脏还是"免疫豁免器官"，这使得人体免疫系统对肝脏中出现的恶性肿瘤细胞放松警惕，也就是说恶性肿瘤很容易逃脱人体免疫系统对它的攻击，从而产生"免疫逃逸"。

6 肝癌有没有传染性，家人得了肝癌，自己会不会也中招？

肝癌没有传染性。肝癌往往是在肝炎、肝硬化的基础上发生的。但一些常见的肝癌高危因素是具有传染性的，如乙型肝炎、丙型肝炎等，它们的传播途径包括母婴传播、性传播、血液传播。因此，警惕肝癌高危因素，切断其传播途径至关重要，需要格外重视。

7 母亲患有肝癌，父亲和爷爷奶奶都没有，算有肝癌家族史吗？

肝癌家族史一般是指三代以内直系亲属，有一个人或多个人患过肝癌，包括祖父母、外祖父母、父母、兄弟姐妹等有血缘关系的人。因此，母亲患肝癌算有家族史。另外，虽然肝癌没有传染性，但存在遗传易感性。所以，存在肝癌家属史的患者，如果同时具备罹患肝癌的高危因素，需要加强肝癌的筛查。

8　肝癌是绝症吗，可以治好吗？

随着医学技术的进步，肝癌已不再是"不治之症"。早期肝癌完全可以通过局部治疗（手术切除或介入消融）得到根治；对于中期肝癌则可以介入化疗栓塞（或灌注化疗）有效控制肿瘤，延长生存期；即便是局部治疗的晚期肝癌，在患者肝功能允许的情况下，也可以接受靶向或联合免疫治疗来最大限度提高生活质量，延长生存期。

9　肝癌的男女患病比例是多少，为什么男性比女性更容易患肝癌？

依据世界卫生组织 2020 年全球恶性肿瘤的流行病学调查报告，全球每年男性新发肝癌患者 63 万人，死亡 58 万人；女性新发肝癌患者 27 万人，死亡 25 万人。男性患病率明显高于女性，这可能与男性伴有饮酒、肥胖、吸烟等高危因素较多有关。

10　确诊肝癌后可以活多久？

肝癌生存期一般由肝癌的分期来决定，但也并不绝对。早期肝癌患者在获得局部根治性治疗后，5 年生存率可以达到 50% 以上；而中晚期肝癌患者的肿瘤又多又大，多无法局部根治，加上肝硬化比例高、肝功能损伤重，其生存期会短于早期肝癌患者，但个体差异性较大。随着医学技术的进步，中晚期肝癌患者生存期正在不断延长。增强健康管理、定期检查，早期发现、早期治疗才是延长肝癌患者生存期的"王道"。

11 确诊肝癌后，患者及家属需要向医生了解哪些问题？

肝癌患者及家属需要向医生了解以下内容：

一是肝癌的分期：包括肿瘤的位置和大小、数目，血管是否受侵、是否发生远处转移。

二是可选择的治疗方法：包括局部治疗和系统治疗两方面。局部治疗大体分为外科手术（包括开腹／腔镜切除，肝移植）和微创介入治疗（包括消融治疗和化疗栓塞、灌注化疗等），局部治疗主要用于早期及部分中期肝癌，原则是"尽量根治"，但如果肿瘤无法局部根治也可以姑息减瘤，延长生命。系统治疗主要用于晚期肝癌，包括靶向治疗，免疫治疗，全身化疗等，部分患者也可联合上述局部治疗以提高系统治疗的疗效。

三是控制和预防并发症的方法：感染和出血（肝癌破裂出血或消化道出血）是肝癌患者死亡的直接原因。因此，肝癌并发症的控制和预防非常关键。

12 为什么肝癌往往一发现就是晚期？

这主要是由以下三点决定的：

肝脏的位置。肝脏位于人体右上腹，隐藏在右侧膈下和肋骨深面，位置较深，一般无法触及，只有肝癌中晚期肿块较大时，生长至肋骨下缘才可触及。

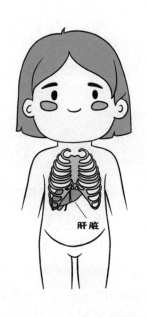

肝脏

肝脏的病理生理学特点。肝脏是缺乏痛觉神经的器官，俗称"哑巴器官"，也就是说，它没有痛感，只有当癌细胞不断生长膨胀，肿块触碰到包膜，人体才会有肝区不适、疼痛等症状。

肝脏强大的代偿能力。肝脏工作效率非常高，正常人的肝脏大约只需要使用 1/4 就可以满足日常所需。因此，即便是肝癌发展到中晚期，检测肝功能可能也是大致正常或轻度异常，所以，肝癌早期很难通过肝功能的检测及时发现。

13 5 厘米的肝癌属于早期吗？肝癌早晚期如何区分？肝癌越大，越凶险吗？

一般来说，5 厘米的肝癌，若患者肝功能大致正常或轻度异常（医学上的专业术语为肝功能 Child-Pugh 评分 A 级或 B 级），无血管侵犯及肝外转移，属于肝癌早期。

肝癌分期与肝功能情况，肿瘤数目、大小，有无血管侵犯和肝外转移有关。对于肝功能大致正常或轻度异常，单个肿瘤，直径≤5厘米，或2～3个肿瘤最大直径≤3厘米，无血管侵犯及肝外转移，属于肝癌早期，如果肝功能较差，有血管侵犯及肝外转移等，则属于肝癌晚期。

肝癌的直径越大，其对肝功能影响越大，且容易破裂，治疗手段相对较少，也就越凶险，当然，是否凶险还需要结合肿瘤位置、恶性程度、数目等其他因素综合判断。

14 肝癌的进展快吗，晚期肝癌患者的生存期是多长时间？

肝癌的进展速度取决于肝癌的生物学特性，也就是其恶性程度。一般来说，早期肝癌如果不经过治疗干预，1年左右进展到晚期；恶性程度较高者，半年之内就可以进展到晚期，而恶性程度较低者，可能需要2～3年才进展至晚期。晚期肝癌患者的生存期一般是3～6个月。因此，对于慢性肝病患者，应定期检查（肝脏超声、肝功能、甲胎蛋白等），避免发现就是晚期肝癌的被动局面，失去最佳治疗时机。

15 家里有人查出肝癌，要不要对其隐瞒病情？

肝癌患者家属是否要告知其本人病情，要根据具体情况而定。如果患者本身比较乐观，心理承受能力较强，应该告知其病情，这样他才能更好地配合治疗；而如果患者本身比较敏感，心理承受能力较差，则建议先隐瞒病情（或缓慢渗透病情），防止患者情绪低落，不能配合治疗或产生轻生念头。

16 / 肝硬化有多大比例会发展为肝癌？

肝炎、肝硬化、肝癌，是慢性肝病患者病情进展的"三部曲"，从某种意义上可以理解为慢性肝病的自然进展史。因此，在肝硬化的基础上，一部分患者有可能进展至肝癌，但不是全部，一般认为肝硬化患者出现肝癌的年发生率是 3% ～ 6%，所以肝硬化患者需要定期检查，提前预警，警惕肝癌的发生。

17 / 肝癌早期患者身体会有哪些信号？

肝癌早期患者通常没有症状或症状不典型，但部分患者会出现以下症状：

一是肝区不适，患者常常感觉右季肋部或剑突下不适，表现为间歇性或持续性隐痛。

二是消化道症状，患者主要表现为乏力、食欲减退、腹胀等，部分患者伴有恶心、呕吐等症状，亦有患者出现腹泻，这主要是因为部分肝癌患者同时合并肝硬化，肝硬化伴发的门脉高压会导致肠壁水肿、消化吸收功能减弱，因此患者会有腹泻症状。

三是肝功能受损，部分患者会出现皮肤巩膜黄染、皮肤瘙痒、牙龈出血等。

18 肝癌患者出现症状就意味着肝癌已经进入中、晚期了吗？

肝癌患者出现症状，不一定就是中、晚期。但如果有下列表现，就需要考虑病情已发展到中、晚期了。

> （1）乏力、消瘦明显，出现持续性肝区疼痛；
> （2）尿色深黄、皮肤巩膜变黄、腹水、腹胀、皮肤散在瘀点瘀斑等表现；
> （3）出现肝外表现，如骨转移、脑转移、肺转移等。

19 肝癌容易转移到哪些部位，转移后有什么表现？

首先是肝内转移比较常见，表现为肝癌结节周围多发小转移灶，亦可形成门静脉及其分支内癌栓。

其次是远处转移，最常见为肺转移，亦可出现骨、肾上腺、脑等其他器官转移。肝癌远处转移常见临床表现具体见表1-1。

表 1-1　肝癌远处转移常见临床表现

转移部位	临床表现
肺	咳嗽、咯血、胸痛、胸闷、气促、声音嘶哑等
骨	常表现为骨痛、局部软组织包块、病理性骨折、局部神经压迫所致麻木、疼痛等
肾上腺	症状多不典型，部分患者可出现腰痛、恶心、呕吐、血压升高等
脑	最常见的症状是头痛，部分患者可出现视物模糊、喷射性呕吐等颅内压升高表现，亦可出现肢体活动不利、失语、癫痫等精神症状

20　如何预防肝癌转移，有转移了还能治吗？

肝癌治疗强调早发现、早治疗，一旦确诊，应采取积极规范的治疗措施控制原发病灶以预防转移。

一是去除病因。对于病毒性肝炎、肝硬化基础上的肝癌应积极抗病毒治疗，酒精性肝硬化患者应戒酒。

二是根除/控制肝癌病灶。根据肿瘤分期和医生的经验，采取手术切除或消融治疗、化疗栓塞等方法。

三是降低复发及转移风险。根据病情个体化适当给予中药、靶向、免疫治疗等。

对于已经发生肝外转移的肝癌，针对患者一般情况及肝功能情况进行评估，一般认为有效控制/灭活原发肿瘤仍可延长患者生存期、提高其生活质量；对于转移病灶视其所在部位、大小，可采取微创介入（化疗栓塞、消融、粒子植入等）、放疗等局部治疗，并建议联合中药、靶向及免疫治疗等系统治疗。

21 肝癌患者血管内有癌栓就是扩散了吗？

肝癌出现癌栓，表示肝癌侵犯门静脉血管，癌细胞在血管内"安家落户"。一旦发生癌栓，肿瘤栓子脱落后，肿瘤细胞随血液循环可到达全身各个脏器，定植在其他器官就形成相应器官的转移性肝癌。因此，肝癌患者出现癌栓虽不代表全身扩散，但表示其他部位有可能已发生癌转移，或发生远处转移的风险很高，需积极完善相关检查进一步评估，以采用合理有效的治疗策略。

病毒性肝炎、肝硬化
——病因篇

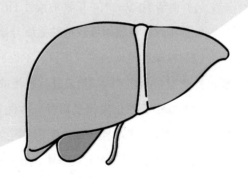

1 家族有乙肝病史，应该做哪些检查评估肝脏健康程度？

由于乙肝可经过母婴、血液和性接触传播，所以，家族有乙肝病史的人群有较高的乙肝病毒感染风险。可以到专科医院找专业医师就诊，遵照医嘱选择性进行乙肝五项、HBV-DNA 复制水平、肝功能、凝血功能、甲胎蛋白、肝脏硬度、腹部超声（必要时增强 CT 或增强 MRI）等检查来评估肝脏健康程度。

2 乙肝患者什么时候需要抗病毒治疗？

乙肝患者是否需要抗病毒治疗主要依据血清 HBV-DNA 复制、肝功能水平和肝脏炎症及硬化严重程度，同时结合年龄、家族史和伴随疾病等因素决定。

（1）血清 HBV-DNA 阳性的慢性 HBV 感染者，若其肝功能持续异常且排除其他原因导致的转氨酶升高，建议抗病毒治疗。

（2）存在肝硬化的客观依据，不论肝功能和 HBeAg 状态，只要可检测到 HBV-DNA，均应进行积极的抗病毒治疗。

（3）对于肝硬化失代偿期者，即使 HBV-DNA 检测不到，但 HBsAg 呈阳性，建议抗病毒治疗。

（4）血清 HBV-DNA 呈阳性、肝功能正常者，如有以下情形之一，建议抗病毒治疗：①肝组织学存在明显的肝脏炎症或纤维化；②肝功能持续正常，但有肝硬化 / 肝癌家族史，且年龄 > 30

岁；③有 HBV 感染相关的肝外表现（肾小球肾炎、血管炎、结节性多动脉炎、周围神经病变等）。

3　乙肝患者如何选择抗病毒药物？

目前乙肝抗病毒药物主要分为两大类，核苷（酸）类似物及α- 干扰素。

核苷（酸）类似物首选恩替卡韦、富马酸替诺福韦二吡呋酯片、富马酸丙酚替诺福韦片。核苷（酸）类似物药物总体安全性良好，但如出现肾功能不全及低磷性骨病，则需尽量避免应用富马酸替诺福韦二吡呋酯片，如出现乳酸性酸中毒则需尽量避免应用恩替卡韦。

应用 α - 干扰素时需警惕其禁忌证。

绝对禁忌证：妊娠或短期内有妊娠计划、精神病史（具有精神分裂症或严重抑郁症等病史）、未能控制的癫痫、肝硬化失代偿期、未控制的自身免疫性疾病、严重感染、视网膜疾病、心力衰竭、慢性阻塞性肺病等基础疾病。

相对禁忌证：甲状腺疾病，既往有抑郁症病史，未控制的糖尿病、高血压、心脏病。

4　医院和药店买的恩替卡韦厂家不一样，在疗效上有区别吗，能不能互相替代？

不论是医院还是药店，只要来自正规渠道并且经过国家相关

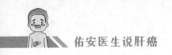

部门质检的恩替卡韦，即使厂家不一样，其组成及生物效应应该是基本一致或者是非常相似的，因此是可以替代的。

5　乙肝治疗中发生药物性肝损伤，是否需要彻底停药？

应用核苷（酸）类似物治疗的乙肝患者在治疗中发生药物性肝损伤通常情况下无须停药。

应用 α– 干扰素治疗的乙肝患者在治疗中发生药物性肝损伤，可根据肝功能受损的情况及临床表现决定是否需要彻底停药，如需彻底停药，通常情况下考虑换用核苷（酸）类似物继续抗病毒治疗。

6　接种了乙肝疫苗，还会感染乙肝吗？

乙肝疫苗是预防乙型病毒性肝炎的疫苗，是提纯的乙肝表面抗原，为灭活疫苗。疫苗接种后可刺激免疫系统产生保护性抗体，这种抗体存在于人的体液中，乙肝病毒一旦进入人体，保护性抗体就会立即发挥作用并将其清除，防止人体感染，且不会伤害肝脏，使人体具有抵御乙肝的免疫力。但抗体一般会随着时间推移越来越弱直至消失，不能达到终身免疫，因此需要我们定期（1～2 年）复查乙肝表面抗体滴度，当其在 100 单位以下时需要加强注射 1 剂乙肝疫苗。

7 接种乙肝疫苗有没有年龄限制？

接种乙肝疫苗并没有年龄限制。注射乙肝疫苗的禁忌证包括：

（1）已知对该疫苗所含的任何成分，包括辅料、甲醛及抗生素过敏者；

（2）患有急性疾病、严重慢性病、慢性病急性发作期和发热者；

（3）妊娠期女性；

（4）患有未控制的癫痫和其他进行性神经系统疾病。

8 饮酒前后服用护肝药，能降低饮酒带来的肝损伤吗？

饮酒带来的肝损伤主要与饮酒量、乙醇含量、饮酒年限等因素相关。目前认为，饮酒前后服用护肝药并不能降低饮酒带来的肝损伤，而由于护肝药物多数也经过肝脏代谢，甚至可能会加重肝脏损害。总之，**控制饮酒量及饮酒频次是降低饮酒导致肝损伤最有效的方法。**

9 为什么做肝功能检查前一定要空腹？需要空腹多长时间？

肝功能当中相关的酶类受饮食的影响比较大，而饮食促进胆汁分泌会对胆红素指标有较大的影响，因此，肝功能检查前一定要空腹，通常需要空腹 8～12 小时。

10 怎么看懂肝功能检查单？

如何看懂肝功能检查单，见表 2-1。

表 2-1　肝功能检查项目及意义

项目	意义
ALT 和 AST	可在一定程度上反映肝细胞损伤程度
总胆红素	与胆红素生成、摄取、代谢和排泄有关，升高的主要原因为肝细胞损伤、肝内外胆管阻塞、胆红素代谢异常和溶血
血清白蛋白	反映肝脏合成功能，肝硬化和肝衰竭患者可有血清白蛋白水平下降，白蛋白水平同时也受到营养状况等其他因素影响
血清 γ-GT	正常人血清中 γ-GT 主要来自肝脏，酒精性肝病、药物性肝病、胆管炎合并肝内外胆汁淤积时可显著升高
血清碱性磷酸酶（ALP）	缺乏肝脏特异性，胆汁淤积刺激 ALP 合成，临床上常借助 ALP 的动态观察来判断病情发展、预后和疗效评估

11 / 和乙肝患者共同用餐会被传染吗？

乙肝可经过母婴、血液（包括皮肤和黏膜微小创伤）和性接触传播，不会经粪口途径传播。因此，**和乙肝患者共同用餐一般不会被传染。**

12 / 丙型肝炎能治好吗？有疫苗吗？如何预防？如何治疗？

丙型肝炎是能够治愈的。

目前，尚无有效的丙型肝炎疫苗可供使用。

丙型肝炎的预防主要采取的措施有：（1）对丙型肝炎高危人群进行筛查及管理；（2）严格筛选献血人员；（3）预防医源性及破损皮肤黏膜感染；（4）预防性接触感染；（5）预防母婴途径传播；（6）积极治疗和管理感染者。

慢性丙型肝炎的抗病毒治疗目前已经进入直接抗病毒药物（DAA）的泛基因型时代。优先推荐无干扰素的泛基因型方案，其在已知主要基因型和主要基因亚型的丙型肝炎病毒感染者中都能达到90%以上的持续病毒学应答，并达到治愈标准。

13　肝纤维化和肝硬化有什么区别？

肝纤维化不是一个独立的疾病，而是许多慢性肝病的共同病理变化过程。通俗地说，就像人的皮肤受到损害形成了瘢痕一样，肝脏受到损伤后也会形成"瘢痕"，这种瘢痕的形成，医学上称为肝纤维化。

肝纤维化是慢性肝病演变为肝硬化必经的中间阶段，肝纤维化和肝硬化是疾病演变中一个连续进展的过程，临床上难以将两者截然分开。严格地讲，肝纤维化是病理学上的概念，而肝硬化是一种慢性疾病的临床诊断名称。

肝硬化是一种常见的慢性肝病，可由一种或多种原因引起肝脏损害，肝脏呈进行性、弥漫性、纤维性病变。具体表现为肝细胞弥漫性变性坏死，继而出现纤维组织增生和肝细胞结节状再生，这三种改变反复交错进行，结果肝小叶结构和血液循环途径逐渐被改建，使肝变形、变硬而导致肝硬化。

14　肝硬化失代偿期有哪些表现？

肝硬化失代偿期（失代偿就像快要报废的汽车一样：可以开，但是零件已经老化，运行起来有问题，甚至可能出现抛锚情况，各种故障频发。）一般是我们说的肝硬化晚期，可出现明显的肝细胞功能减退和门静脉高压症两类临床表现。

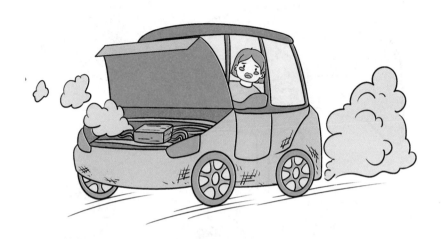

　　肝细胞功能减退：表现为不同程度的乏力、体重减轻、面色晦暗、蜘蛛痣、肝掌和毛细血管扩张、双下肢水肿以及厌食、腹胀，对脂肪、蛋白质饮食耐受性差，晚期可引发中毒性肠麻痹。因肝功能减退影响凝血酶原和其他凝血因子的合成，常出现牙龈、鼻腔出血，皮肤紫斑、出血点。男性可出现性欲减退、乳房增大，女性有月经不调、闭经等。

　　门静脉高压症：门静脉是肝脏的供血血管，吸收来自胃肠道、胰、脾、胆囊等的养分后回流入肝脏供给肝脏营养，由于肝脏的纤维化，导致门静脉回流受限，血液淤积在周围血管导致静脉压力升高就形成了门静脉高压症；就像马桶的下水管道堵了，水流变缓甚至瘀滞，溢出马桶，血液瘀滞在脾脏，会出现以白细胞、血小板减少及脾大为主要表现的脾功能亢进；血液瘀滞在胃

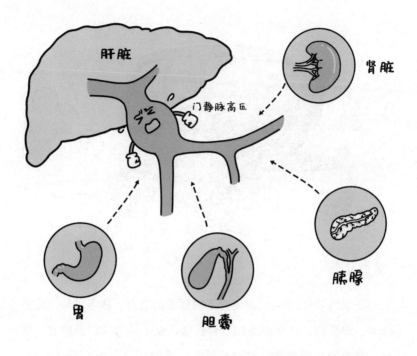

肠道及脐血管，会出现食管胃底静脉曲张、腹壁静脉怒张等，严重时可导致食管胃底静脉血管破裂，从而出现呕血、黑便等消化道出血表现；门静脉压力增加也可导致腹水的形成，腹水往往是患者来就诊的重要原因。

15　肝硬化失代偿期可以逆转吗？还有必要治疗吗？

失代偿期肝硬化患者的症状比较明显，并且肝硬化发展到失代偿期是很难逆转的，甚至可以出现一系列严重的临床并发症，如大量腹水、消化道出血、脾功能亢进，甚至肝癌。肝硬化失代偿期即使将引起肝硬化的病因彻底去除，肝硬化的病理改变也不能逆转。

肝硬化到了失代偿期不可逆转，也无法治愈，但却有必要积极治疗。通常治疗目标是改善肝功能，控制并发症，延长生存期。一方面，要针对病因治疗，例如控制乙肝、丙肝病毒复制，戒酒、控制脂肪肝等；另一方面，要针对并发症治疗，如控制腹水、消化道出血、肝性脑病等，同时注意休息，注意饮食（保证营养情况下，进食易消化食物，有过消化道出血的患者要注意进食软食，有肝性脑病的患者要注意限制蛋白质摄入等）并保持大便通畅。若内科治疗效果欠佳，可辅助人工肝甚至肝移植治疗等，从而达到延长生存期，提高生活质量的目标。

16　发现蜘蛛痣、肝掌就是肝硬化吗？

在慢性肝炎及肝硬化患者面颈部、胸前部、肩部和上肢、手背等上腔静脉所流经的皮肤区域表面出现的暗红色血管痣，因其形状很像蜘蛛，故称为蜘蛛痣。在手掌的大、小鱼际及手指的掌面、手指基部出现粉红色斑块，片状充血，压之褪色，医学上称为肝掌。

出现蜘蛛痣和肝掌的人不一定都有肝病。蜘蛛痣是由于雌激素产生过多而形成的，肝硬化时，由于肝功能减退，雌激素的代谢灭活功能发生不同程度的障碍，雌激素在体内累积，刺激毛细血管充血、扩张，从而出现蜘蛛痣。在青春期的女孩，体内会产生大量的雌激素，可能会出现一些蜘蛛痣，这是正常的生理现象，随着年龄增长，雌激素分泌逐渐减少，蜘蛛痣也会逐渐消失。妊娠期女性因体内雌激素增多，在怀孕后的 2～5 个月也可出现蜘蛛痣。少数风湿性关节炎、类风湿性关节炎以及 B 族维生素缺乏的患者也偶有发生。肝掌的发生原因与蜘蛛痣一样，有些健康的人也有肝掌，但肝功能一直正常，可能与体内激素变化有关。对于出现肝掌和蜘蛛痣的人，要通过肝功能、病毒学、B 超等多项检查进行综合分析，找出原因，必要时进行针对性治疗。

17 / 脂肪肝会不会发展为肝硬化、肝癌？

脂肪肝是指由于各种原因引起的肝细胞内脂肪堆积过多，其可影响肝脏的正常功能。

脂肪肝和肝硬化没有直接联系，但是如果脂肪肝患者任由病情发展，大量脂肪在肝细胞内长期堆积，就会导致肝脏血液、氧气供应以及肝脏的代谢功能等受到影响，导致肝细胞肿胀、变性坏死、肝脏纤维化，最终发展成肝硬化，甚至肝癌。

脂肪肝不是肝癌的主要危险因素，但是如果不及时治疗而发展为脂肪性肝炎，则有可能进一步发展为隐源性肝硬化，其晚期的严重并发症就是原发性肝癌。在高脂血症、肥胖、暴饮暴食、糖尿病、酒精，以及药物等脂肪肝的形成因素中，部分病因与肝癌病因重叠，长时间慢性肝脏疾病，可导致肝癌的发生。

18　超声提示肝实质回声增粗，是肝硬化了吗？

　　肝实质回声增粗是超声检查提示肝脏回声异常的常用术语，正常肝实质在超声上表现为比较均匀，颗粒比较细小的均质回声。如果回声增粗则提示肝脏实质发生了一些变化，无论是肝脏的炎症，肝脏内脂肪含量过多，还是肝脏的纤维化，甚至肝硬化，都可以表现为肝实质回声增粗。单纯超声检查很难判断引起其实质回声增粗的病因，病毒性肝炎、酒精性肝病、重度脂肪肝、肝硬化等都可以引起肝实质回声增粗。我们需要配合血液检查，包括肝功能检测，肝炎病毒指标筛查等，甚至影像学检查，包括增强 CT、增强 MRI 等来综合判断导致肝脏回声增粗的原因。

19　有门静脉高压是否就是肝硬化了？

　　门静脉由肠系膜上静脉和脾静脉汇合而成，承担着肝脏的大部分血供任务。当门静脉系统血流受阻和（或）血流量增加时门静脉及其属支压力升高，门静脉压力持续升高（＞10 毫米汞柱）即称为门静脉高压。绝大多数门静脉高压由肝硬化引起，但并非只有肝硬化才会导致门静脉高压。所有导致门静脉血流量增加和（或）门静脉阻力升高的因素都会导致门静脉高压。根据门静脉血流梗阻的部位，门静脉高压症可分为：肝前型、肝内型和肝后型（见表2-2）。

表 2-2　门静脉高压症分型及原因

分型	原因
肝前型	门静脉血栓／癌栓、脾静脉血栓、先天性门脉闭锁或狭窄等
肝内型	多因肝硬化引起
肝后型	主要发生于肝静脉流出道阻塞，包括下腔静脉阻塞、Budd-Chiari 综合征、缩窄性心包炎、严重心力衰竭、下腔静脉闭塞性疾病等

　　临床上需根据具体导致血液回流受阻的原因，治疗门静脉高压所导致的并发症。

20　肝功能正常为什么还是肝硬化？

　　肝硬化患者的肝功能也可以是正常的。因为肝硬化分为肝硬化代偿期和肝硬化失代偿期，其中肝硬化代偿期的患者肝功能可以是正常的，只是影像学检查提示肝硬化；另外，由于肝脏的代偿能力很强，肝损伤在一定程度内是不会引起明显的自觉症状或肝功能异常的。但是如果这类患者的肝脏不断受损伤，又不断有纤维增生，就会大大增加发展成肝硬化的可能性。

　　肝细胞受损之后，会产生局灶性或者广泛性炎症，病变局部组织或细胞发生变性及坏死，肝脏内的纤维组织会出现相应的增生，我们通常将这一阶段称为肝纤维化。在肝纤维化或肝硬化的初期，机体会努力地进行自我调节，让症状减轻甚至不表现临床症状，这一阶段的肝硬化称为代偿期肝硬化；如果损伤超过肝脏的代偿调节能力，那就会进入失代偿期，继而会出现临床症状。

肝癌筛查
——筛查篇

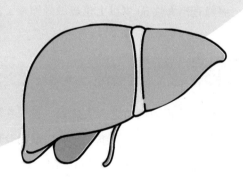

1 哪些人更需要重视肝癌的筛查？

（1）**慢性肝病者**：慢性肝病可逐渐发展为肝硬化，甚至肝癌，如慢性 HBV/HCV 感染、酒精性肝病、非酒精性脂肪性肝病、自身免疫性肝病或遗传代谢性肝病等，2 型糖尿病也是发生肝癌的危险因素。因此，这些患者应定期检查，密切监测病情的变化。

（2）**有肝癌家族史者**：如果直系亲属或兄弟姐妹中有罹患肝癌者，其患肝癌的风险也会增加，所以也应注意做好肝癌的筛查。

（3）**有不良饮食习惯者**：例如大量酒精摄入，甚至酗酒；常吃霉变的食物，尤其是含黄曲霉毒素的食物；吃大量脂肪含量高的食品等，这些都会增加肝癌的发生风险。

（4）**40 岁以上的男性**：肝癌男性发病率高于女性，而且多数发生在 40 岁以后，所以建议 40 岁以上的男性最好定期进行肝癌筛查，女性 50 岁以上也应做好筛查工作。

2 为什么饮酒的人更容易发生肝癌？

这是因为酒精进入人体后，首先在肝脏进行分解代谢，酒精对肝细胞的毒性使肝细胞对脂肪酸的分解和代谢作用减弱，致使肝内脂肪堆积而构成脂肪肝。**喝酒越多，脂肪肝也就越严重，进而诱发肝纤维化、肝硬化，甚至肝癌。**大量饮酒的人肝癌发生的风险是不饮酒者的 2.07 倍，即使少量饮酒的人比不饮酒者的风险也会增高。慢性乙／丙肝病毒感染者如果大量饮酒，肝癌的发生风险增加 53.9 倍，糖尿病患者大量饮酒，肝癌的发生风险增加近 10 倍。

3　肝癌高危人群应该如何筛查？多长时间筛查一次？

　　肝癌高危人群是指：患有各种原因导致的肝硬化、慢性乙／丙型肝炎（并且男性 40 岁以上，女性 50 岁以上或有肝癌家族史）的人。建议肝癌高危人群定期至正规医院体检，由专科医生指导健康规划：**每 3 ～ 6 个月复查甲胎蛋白、肝功能、病毒血清学指标、血常规、凝血功能和腹部超声等，必要时每 6 ～ 12 个月加做增强 CT/MRI 检查等。**

4　肝功能正常是不是就代表没有肝癌？

　　当然不是！肝功能正常与否跟肝癌的发生没有必然关系。肝癌的诊断是根据患者病史、相关实验室检查以及影像学检查进行综合分析获得的，所以即使肝功能正常也并不能代表没有肝癌。

5　甲胎蛋白轻度升高有患肝癌的可能吗？甲胎蛋白呈阴性，一定不会患肝癌吗？

　　甲胎蛋白是一种糖蛋白，主要由胎儿肝细胞及卵黄囊合成。虽然甲胎蛋白与肝癌的发生发展密切相关，但并非甲胎蛋白升高就一定患肝癌，轻度的甲胎蛋白升高可以见于肝炎和肝硬化的患者以及孕妇。同样，甲胎蛋白阴性也并不能一定排除肝癌。总之不能说甲胎蛋白升高就一定是肝癌，也不是所有的肝癌都会出现甲胎蛋白升高，要综合分析判断。对甲胎蛋白正常或轻度升高的肝癌高危人群，需要动态观察甲胎蛋白变化，必要时行肝脏超声、增强 CT/MRI 等影像学检查进行综合评估。

6 癌胚抗原升高对诊断肝癌有帮助吗？除甲胎蛋白外，还有哪些肿瘤标志物可以辅助诊断肝癌？

癌胚抗原是一种胚胎性的肿瘤标志物，在部分癌症患者，如胃肠道肿瘤、肝癌、肺癌患者中癌胚抗原会升高，所以癌胚抗原的升高对于肝癌的诊断有一定辅助作用，但特异性不高。

除了甲胎蛋白外，近些年来一些新的标志物被筛选出来，如甲胎蛋白异质体、异常凝血酶原、α-L- 岩藻糖苷酶、血管内皮生长因子、高尔基体蛋白 73、糖链抗原 19-9 等，与甲胎蛋白等肿瘤标志物联合检测，可提高肝癌诊断的敏感性和特异性。

7 什么时候需要进行甲胎蛋白和其他肿瘤标志物联合诊断？

对于肝癌高危人群或是甲胎蛋白异常升高、肝脏超声检查提示可疑病变时，建议进行甲胎蛋白和其他肿瘤标志物联合检测，并结合肝脏增强 CT/MRI 等影像学检查做出临床诊断。

8　仅靠肿瘤标志物升高可以诊断肝癌吗？

肝癌的诊断需要根据患者的病史、肝脏生化指标、肿瘤标志物以及影像学检查进行综合分析而获得，所以仅靠肿瘤标志物升高不可以诊断肝癌。

9　超声提示肝脏结节，一定是肝癌吗？

超声检查对于直径 2 厘米以上的肝内占位性病灶灵敏度较高，其灵敏度随着肿瘤体积增大而增加（超声造影可增加诊断准确率）。但是对于病灶直径较小（<2 厘米）或是病灶跟正常肝组织回声接近时，超声检查的灵敏度会大幅降低，联合 AFP 后灵敏度可明显增加。当超声检查提示有结节时，并不一定就是肝癌，也可能是肝脏的良性病变，如肝脏海绵状血管瘤、肝脏再生结节、局灶性结节样增生、肝脏腺瘤等，鉴别困难者可以联合增强 CT/MRI 等影像学检查。

10 超声发现肝脏有 2 ～ 3 毫米的结节，需要进一步做检查吗？

　　一般情况下，超声较难发现 2 ～ 3 毫米的结节，5 毫米以上的结节才可以发现，但也很难表现出具有诊断价值的典型影像特征。所以，对于超声报告提示的 2 ～ 3 毫米结节一般无明显临床意义，谨慎起见可于半年后复查。

11 超声无法判断结节的良恶性时，需要进一步做哪些检查？

　　当超声发现结节无法判断其良性还是恶性时，需要进一步进行超声造影、增强 CT 或增强 MRI 检查，必要时行肝动脉造影，甚至行结节穿刺活检最终明确良性还是恶性。

12 超声造影和超声有什么区别？

　　超声造影是在进行超声检查前通过静脉注射造影剂，增强血液对声波散射，使病变区域回声增强，病变部分与正常组织形成明显对比，通过观察应用造影剂后的超声表现，提高肝脏内良、恶性结节诊断的灵敏性和准确性，**在肝脏肿瘤的检出和定性诊断中具有重要价值**。

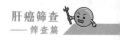

13 普通CT、增强CT和PET-CT有什么区别?

这几种CT的区别见表3-1。

表 3-1 普通CT、增强CT和PET-CT的区别

项目	特点	用途
普通CT（平扫CT）	无须注射造影剂，扫描时间较短，辐射剂量较小	用于肝癌的初步筛查
增强CT	需要静脉注射碘造影剂	是肝癌高危人群明确诊断的首选影像学检查方法之一，也应用于肝癌局部治疗后的疗效评价
PET-CT	将正电子发射断层扫描（PET）与CT结合的医学影像检查	多用于确定病灶有无活性（疗效评价），判断肿瘤的恶性程度和预后等

14 增强CT和增强MRI与平扫CT和平扫MRI有什么区别?

（1）增强CT通过静脉内注射含碘对比剂后进行扫描，能够提高病变组织和正常组织的密度差，可以显示平扫CT未显示或显示不清的病变组织，通过病变有无强化及强化类型，来明确病变良恶性。

（2）增强MRI通过静脉注入含钆对比剂，可较平扫MRI，甚至增强CT更敏感地检出直径≤1厘米的肝癌，此外，对于鉴别良性增生性结节、癌前病变和早期肝癌具有重要的临床应用价值。

总体来讲，增强 CT 和增强 MRI，均增加对疾病诊断的灵敏性及准确性。

15 影像学检查注入的造影剂对身体有危害吗？可以通过代谢排出吗？

目前所用的常规对比剂在通常情况下相当安全。但某些患者仍会出现轻度或中度不良反应，个别情况下还可能出现极少见的严重不良反应。临床上 MRI 应用的钆对比剂以及超声造影对比剂不良反应发生率远低于 CT 应用的碘对比剂，碘对比剂的不良反应主要为过敏反应和肾毒性。总之，对于对造影剂无过敏反应、肾功能正常的患者来讲，很少会因造影剂的应用产生不良反应。

以上三类造影剂 90％ 以上是经过肾脏排出，因此增强扫描结束后，多喝水可以促进体内造影剂排出体外。

16 哪些人不可以注射造影剂？

肝脏影像检查中的超声造影、增强 CT、增强 MRI 会应用相应的对比剂。对上述造影剂过敏者禁用；同时造影剂成分影响原有疾病控制的需慎重使用，如甲状腺疾病患者慎用含碘造影剂；以上造影剂主要经过肾脏排泄，应用前需进行肾脏风险评估，血肌酐 >1.5mg/dl 或估算肾小球过滤率（eGFR）< 60mL／（min · 1.73 m^2）

为高风险因素，同时还需结合年龄、肿瘤定性的必要性及其他基础疾病综合判断。

17 超声造影、增强 CT、增强 MRI 检查肝癌的灵敏度有多高？

各种检查的灵敏度见表 3-2。

表 3-2　超声造影、增强 CT、增强 MRI 检查肝癌的灵敏度

不同检查方法	灵敏度
超声造影	对早期肝癌诊断的灵敏度为 80%～94%，诊断小肝癌（≤2 厘米）的灵敏度为 63%～70%
增强 CT	诊断肝癌的灵敏度为 66%～79%
常规细胞外液造影剂增强 MRI	诊断早期肝癌的灵敏度为 84%～90%
Gd-DTPA 增强 MRI	诊断小肝癌（≤2 厘米）的灵敏度为 90%～96%

各种影像学检查手段各有特点，应该强调综合应用、优势互补、全面评估。

18 增强 CT 提示的不典型增生结节是肝癌吗？发展为肝癌需要多长时间？

不典型增生结节（DN）属于癌前病变，本身不是恶性肿瘤，但具有发展为恶性肿瘤的潜能，患者肝内有 DN，其患肝癌

风险增加。不典型增生结节包括低级别不典型增生结节（LGDN）和高级别不典型增生结节（HGDN），DN 具有细胞和结构异型性，但并非都发展为肝癌。随时间会有一定比例的 DN 发展为肝癌，且 HGDN 比 LGDN 发展为肝癌的比例更高，但当致病因素去除后，某些 DN 也有可能逆转消退。

19 增强 CT 提示疑似肝癌，还需做哪些检查？

增强 CT 提示疑似肝癌，不是确诊肝癌，需结合患者病史和血清学检查（包括肿瘤标志物和肝炎病毒标志物等）综合判断，一般还需要进一步行普通增强 MRI 或肝细胞特异性对比剂（钆塞酸二钠注射液）增强 MRI 扫描，若影像学检查无典型肝癌特征，则需行穿刺活检明确诊断。若穿刺活检仍无法明确，应密切进行影像学随访，一般每 2～3 个月一次，进行动态观察，必要时再行穿刺活检。

20 CT、MRI 检查对身体的辐射大吗？

CT 检查有电离辐射，也就是通常所说的辐射，但我们没有必要对此种辐射过分担心。我们日常生活中都会接受来自宇宙射线、地表辐射、环境辐射等天然电离辐射，乘坐飞机时来自宇宙射线的辐射也会有所增加。权威机构指出，天然电离辐射所致成年人人均辐射剂量约为 2.4 毫西弗 / 年。乘飞机（伦敦—纽约）约为 0.04 毫西弗。一次 X 线胸片大概为 0.02 毫西弗，对人体的损伤几乎可以忽略不计。人体常见部位接受一次 CT 检查的剂量大致分别是：头部 0.7 毫西弗，腹部 4.05 毫西弗，胸部 5.29 毫西弗（低剂量 CT 的辐射剂量为同一机器常规检查的 1/5～1/3），颈椎 0.76 毫西弗，腰椎 4.16 毫西弗，骨盆 7.68 毫西弗。对于高危人群和患病人群而言，如果是为明确诊断或指导治疗而进行 CT 检查，患者应充分相信医生，配合检查，切不可因为担心辐射而拒绝检查，错失了早期诊断和最佳治疗的机会。

MRI 是利用原子核（氢质子）在高磁场下的共振现象成像的技术，不产生电离辐射。就像地球本身就是一个大磁场，对人体无害一样，从理论上讲，做 MRI 的次数可以不受限制。

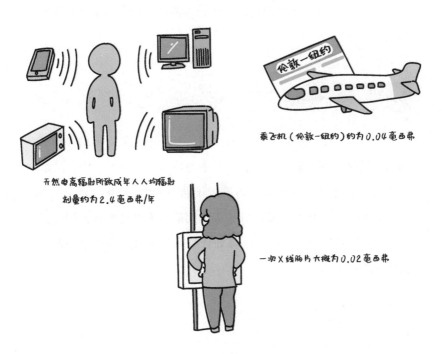

天然电离辐射所致成年人人均辐射剂量约为2.4毫西弗/年

乘飞机（伦敦-纽约）约为0.04毫西弗

一次X线胸片大概为0.02毫西弗

21 肝占位为什么做了增强影像学检查仍然无法确定肝癌诊断？后续该怎么办？

肝占位的大小、病理类型、血供情况、图像采集时机等都会影响影像特征的获取，而肝癌的诊断需要专业医生综合考虑以下几方面获得结论。

（1）病史：慢性病毒性肝炎感染、脂肪肝、长期大量饮酒、肝癌家族史等。

（2）影像学检查：包括超声造影、增强 CT、增强 MRI 等。

（3）血清标志物：如甲胎蛋白、异常凝血酶原（PIVKA）等。

如果综合以上几方面仍无法明确诊断，可以考虑采用穿刺活检病理诊断。

22 肝癌有必要做 PET-CT 吗？

PET-CT 是一种相对昂贵的肿瘤检查手段，可以辅助评估肝癌病灶活性及有无肺、骨、脑等其他部位转移，但不是所有肝癌患者都需要进行此项检查。如早期肝癌，一般无肝外转移，多不需要行 PET-CT 检查，晚期肝癌如需明确有无肝外转移，则可行 PET-CT 检查。此外，肝癌患者如计划行肝移植，移植前一般建议行 PET-CT 检查。

23　PET-CT 检查时注入的放射性物质对人体有害吗？会不会增加癌变概率？

　　PET-CT 检查时注射的药物在医学上讲就是一种影像学示踪剂，这种药物是一种叫作 18F-FDG 的葡萄糖。肿瘤细胞代谢 18F-FDG 的能力是正常细胞的 18 倍，也就是说这种药物会在肿瘤细胞内大量聚集，PET-CT 可以发现这种聚集现象。18F-FDG 作为一种示踪剂，确实有一定的辐射性，但这种辐射对于人体是没有危害的，不会增加致癌风险。这种药物进入人体，在体内按照普通葡萄糖的方式进行代谢；其辐射性会逐渐衰退，每 2 个小时减少 1 倍，24 小时后就微乎其微了。而且在检查后通过大量饮水排尿会促进其排出体外。因此，对于普通检查者，18F-FDG 对身体没什么影响。不过，建议孕妇、哺乳期女性、儿童在没有医生建议的情况下避免进行 PET-CT 检查。PET-CT 检查者也应在 24 小时内避免接触以上人群。

24　什么时候需要做肝穿刺活检，它有哪些风险？

　　肝穿刺活检是肝脏疾病诊断过程中获取病理组织的检查手段，对于已经做了增强 CT、MRI 或 PET-CT 等检查，仍不能明确占位性质的，可以考虑行肝穿刺活检。但作为一种有创操作，也是存在一定风险的，比如，需要应用利多卡因进行局部麻醉，存在麻醉意外风险；由于经皮肤进行穿刺，存在沿着穿刺针道肿瘤转移风险；由于部分结节位置不好，如靠近膈肌、血管等，存在气胸、出血等损伤风险；也有可能穿刺到的只是坏死组织，无法明确诊断等。**肝穿刺活检是一种微创操作，风险相对可控，但出现严重风险时也可能危及生命**，因此一定要遵照医嘱，术后也要密切监测，警惕不良反应的发生。

25 进行肝穿刺活检前患者需要做哪些准备？

进行肝穿刺活检前患者需要做如下准备：

（1）与医生充分沟通病情，理解肝穿刺的必要性、风险及术后注意事项。

（2）完善腹部超声（活检前 2 周，最好完成增强 CT/MRI 检查）、血常规、凝血功能、感染筛查、血型等检查。

（3）了解肝穿刺活检流程，做好心理准备，消除焦虑及紧张情绪。

26 做肝穿刺活检需要住院吗？需要全身麻醉吗？多长时间可以恢复？

肝穿刺活检一般在局部麻醉下进行，不需要全身麻醉，术前和术后可以正常吃饭、喝水，术后穿刺点局部用无菌敷料加压包扎，至少需要卧床 6～8 小时，一般 8 小时后患者可下床适当活动，适量活动完毕后尽量卧床休息，应避免起床过猛或进行剧烈运动，尽量卧床 24 小时，其间需要密切监测生命体征及临床症状，术后必要时应用止血药。所以肝穿刺活检最好住院完成，起码要日间病房留观 6 小时以上。

患者肝脏穿刺活检 48 小时后可正常活动，但一周内仍建议避免剧烈运动、过度活动及从事重体力劳动等。

27 明确肝癌的分化程度对治疗决策及预后有帮助吗？

肝癌的分化程度对治疗决策没有太大影响，影响肝癌治疗决策的因素主要是肝癌分期，我们国家肝癌分期方案（CNLC）包含诸多影响因素：体力活动状态评分、肝功能评分、肿瘤大小及数量、是否有血管侵犯、是否有肝外转移等。处于早期或少部分中期的肝癌患者有切除、肝移植或消融根治机会；是否需要辅助靶向及免疫治疗尚无定论。大部分中期及晚期肝癌患者可以采取介入化疗栓塞或灌注化疗方法，多建议联合靶向、免疫、中药等进行全身治疗。肝癌发展至终末期时，治疗策略以延长生命、减轻痛苦为原则。

但肝癌的分化程度对患者的预后是有一定预测价值的，如果分化程度高，也就是恶性程度低，预后相对较好，复发风险相对较低；如果分化程度低，也就是恶性程度高，预后比较差，复发或转移等风险比较高，可能提示有必要较早联合靶向、免疫治疗或中药等进行全身治疗。

肝占位/结节、肝癌合并症、并发症
——相关疾病篇

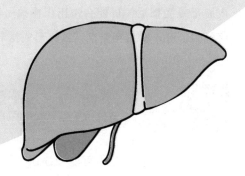

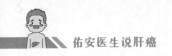
1 肝占位是什么，肝脏结节是不是占位？

很多人的体检报告中可能出现过肝内高、低回声结节或占位的表述，大家大可不必特别紧张，因为**肝占位是指肝脏出现结节或肿块等异常改变，但并不全是恶性的**，有可能是良性的肝囊肿、肝血管瘤，也可能是感染性的肝脓肿，此外还可能是恶性的原发性或继发性肝癌。肝脏结节是肝占位中的一种，包括良性的再生结节、癌前病变的不典型增生结节和肝脏恶性肿瘤。

2 肝结节是如何产生的？

肝结节是一种描述病理学改变及影像学所见的医学术语，是指由于病毒感染、长期饮酒或寄生虫等多种因素损伤肝脏，导致肝脏修复增生，在修复过程中，可能出现肝纤维组织增生，类似皮肤反复受损后，可能会像出现瘢痕一样，这种修复增生可导致肝细胞、肝小梁排列紊乱，最终形成结节样表现。

3 体检发现肝占位，是不是就表示确诊为肝癌了？有哪些常见的肝部占位病变？

很多人体检报告中可能会描述"肝内高／低回声结节，性质待定""肝占位性病变性质待定"等情况，会特别紧张自己是否得了恶性肿瘤。其实，**肝占位并不等于肝癌，肝占位仅提示有独**

立、局灶病变存在，常见的肝部占位病变包括肝囊肿、肝血管瘤、肝脓肿、肝腺瘤、肝脏局灶性结节增生等良性病灶，也包括肝癌、胆管癌等恶性病灶，超声一般直接确诊结节性质比较难，多数还是需要进一步行腹部增强 CT 或增强 MRI 等检查来明确性质。

4 常见的肝脏良性肿瘤有恶变的可能吗？哪些需要及时治疗？怎么治疗？

常见的肝脏良性肿瘤包括肝囊肿、肝血管瘤、局灶性结节增生、肝腺瘤等。一般认为，肝囊肿、肝血管瘤、局灶性结节增生无恶变风险，定期复查即可，只有动态随访肿瘤持续增大至 5 厘米以上并出现明显腹痛、腹胀等症状才需要干预治疗，传统治疗手段主要为外科手术，目前更倾向于采用微创介入的方法进行处理（肝囊肿可以采用穿刺引流＋硬化治疗；肝血管瘤可以采用化疗栓塞或消融治疗；局灶性结节增生可以采用栓塞＋消融治疗）；肝腺瘤有一定的恶变风险（女性多见，可能与大量应用避孕药有关，明确诊断需要行穿刺活检），建议积极治疗，可行栓塞联合消融治疗。

5 肝癌患者凝血功能差，有什么改善办法吗？

部分肝癌患者凝血功能差，有的患者是因为肝脏合成能力下降，凝血因子产生减少导致的，这部分患者可以通过保肝等治疗改善肝脏功能，凝血功能一般会随着肝功能恢复而改善；有的患者由于肿瘤压迫胆管，导致胆汁不能顺利从胆管流入肠道，影响了食物的消化，以及维生素 A、维生素 D、维生素 E、维生素 K 等脂溶性维生素的吸收。特别是维生素 K 摄入不足可导致凝血功能变差，这部分患者可通过解除胆道梗阻、静脉补充维生素 K 等方法使凝血功能得到改善；此外，这两类患者还可以通过补充一些凝血因子、凝血酶原复合物等暂时改善凝血功能。还有一部分肝癌患者是由于长期慢性肝病，如肝硬化合并脾功能亢进，血小板明显降低导致凝血功能差，这部分患者可以通过应用一些促进血小板生成、减少血小板破坏（如脾脏部分栓塞术等）疗法或者直接输入血小板来改善。

总之，慢性肝病和肝癌患者凝血功能差的机制非常复杂，需要专科医生通过一系列检查综合判断后给予有针对性的治疗来改善凝血功能。

6 为什么肝癌会造成患者腹水？产生腹水就意味着肝癌已经是晚期了吗？

肝癌患者出现腹水的常见原因有：(1) 肝脏合成能力下降或营养不良导致血中白蛋白水平降低，从而导致水分容易从血管中漏出到腹膜腔中而出现腹水；(2) 肝硬化，尤其是伴有门静脉栓子时，门静脉压力增高出现腹水；(3) 肝癌合并腹腔或肠道感染、淋巴回流异常等导致腹水。

腹水是肝癌患者，尤其是合并肝硬化的肝癌患者最常见的并发症之一，但它的出现不一定意味着肝癌已经到了晚期。很多肝癌患者出现腹水后可以通过有效的治疗使腹水减少甚至消退。

7 单用利尿剂对肝癌晚期腹水不见效，该如何治疗？

肝癌晚期患者腹水需要多方面综合评估和治疗。如果单用利尿剂不见效，需要由专科医生经过相关的检查判断原因。比如，通过化验肝功能看一下有没有低蛋白血症，如果有，可以进行营养支持或者静脉补充白蛋白；还需要根据患者有无发热、腹部压痛、血液和腹水化验等确定是否合并感染，如果合并感染，需要给予有效的抗感染治疗；另外，还需要通过化验了解肾脏功能并观察尿量，分析肾脏功能是否有能力通过排尿消退腹水，必要时可以应用一些改善肾脏功能的药物配合使用；此外，顽固性腹水还可通过腹腔穿刺引流放腹水等方法明确腹水性质、减轻腹胀。

腹水患者的营养支持非常重要，需要在医生指导下，根据具体病情适当摄入充足的营养物质尤其是优质蛋白质来改善患者营养状态。腹水患者需要适当限制盐的摄入，但是不需要一味减少水分的摄入，可以适量饮水。

8 肝癌引起的疼痛有什么特征？为什么肝癌患者越到晚期癌痛越剧烈？

不是所有肝癌患者都会出现疼痛，很多肝癌患者尤其是早期患者多无疼痛。部分肝癌患者可出现疼痛，多数在右上腹肋弓附近肝脏区域，多表现为持续性隐痛、闷胀痛、钝痛或刺痛，可伴有低热、消瘦、乏力等症状。另外，如果肝癌侵犯膈神经，可以引起右肩放射痛；如果肝癌破裂出血，可表现为突发性非常剧烈的疼痛，可伴有心悸、黑蒙、血压下降等休克表现。

肝癌引起的疼痛主要是由于肿瘤组织体积增大牵拉或肿瘤组织坏死物质刺激肝脏被膜神经所导致，所以越到晚期，肿瘤越大，位置越靠近肝包膜，疼痛就越明显和剧烈。此外，晚期肝癌还可以出现肝内或远处转移，引起相应部位的症状或疼痛。

9　晚期肝癌的重度疼痛有缓解办法吗？

晚期肝癌的重度疼痛有缓解办法。目前有很多不同种类和强度的镇痛药物，如贴剂、口服药物、注射药物及镇痛泵等多种手段可供不同疼痛程度的肝癌患者酌情选择。在诊断明确的前提下，晚期肝癌伴有重度癌痛的患者可以在专科医生的指导下选择合适的止痛方法，缓解痛苦，提高生活质量。

10　肝癌患者白细胞低，有哪些升高白细胞的方法？

肝癌患者白细胞降低，多是肝硬化伴脾功能亢进导致白细胞破坏增多所致。如果只是轻度降低，通常不需要特殊处理，定期观察，注意积极防治感染即可；如果是中重度降低，可口服"升白"药物，必要时应用重组人粒细胞刺激因子等。如果白细胞降低同时伴有明显的血小板降低，影响了凝血功能，需要多学科共同会诊讨论、制订综合治疗措施。

11 肝癌晚期如何控制病情，缓解痛苦？

肝癌晚期病情控制主要有两方面：**一是控制肿瘤进展**，根据肿瘤分期、肝功能等制订治疗方案，通过药物、微创介入治疗、放疗等方法控制肿瘤进展。**二是控制并发症**，如有大量腹水，可以通过利尿、补充白蛋白、保肝，必要时行腹腔穿刺引流减少腹水，改善腹胀；如有消化道出血，可以通过药物或内镜下治疗止血、预防再次出血；如有肝性脑病，可积极给予脱氨治疗改善脑病症状；如有发热等感染症状，可给予积极的抗感染治疗等。另外，晚期肿瘤患者，缓解疼痛也非常重要，如有肿瘤相关疼痛，需给予有效的镇痛药物缓解疼痛，提高生活质量。

12 肝癌患者需不需要忍痛，使用止痛药会上瘾吗？

肝癌患者不需要忍受癌痛。目前有很多不同种类和强度的止痛药可以选择应用，但需要在医生指导下合理用药，以有效止痛，改善患者一般情况，增加患者食欲，延长存活时间、提高生活质量。

一些止痛药物长期应用是有成瘾性和不良反应的，**必须在专科医生的指导下合理应用止痛药。**

13 / 确诊肝癌后总感觉全身乏力，没精神（癌性疲劳），该如何改善？

癌性疲劳是患者自行感觉的持续性疲倦和劳累感，与普通疲劳不同之处在于其**在充分休息和睡眠后，疲劳不会自然缓解、消除**；哪怕仅从事简单活动，都可能很快引起再次疲劳。

肿瘤快速生长对人体营养物质的消耗、肿瘤导致贫血和营养不良、癌痛、精神压力大等均可以引起疲劳，特别是肝癌患者多有慢性肝病基础，本身就存在营养不良、低蛋白血症，患者的疲劳感会更严重。

因此，针对肝癌引起的癌性疲劳，首先应积极有效地进行抗肿瘤治疗；其次要加强营养支持，纠正贫血、低蛋白血症，有效镇痛、改善睡眠；最后要进行积极的心理疏导，减轻心理压力，坚定治疗信心也十分重要。

14 / 肝癌患者经常失眠，可以吃安眠药吗？有没有不良反应？

"是药三分毒"，任何药吃多了，对人体都会产生负担，安眠药也不例外。长期服用安眠药，可能会产生药物依赖，并可能使患者出现反应迟钝、抽搐震颤，也可能导致做噩梦、白天嗜睡等睡眠异常，过量服用甚至有呼吸困难、死亡的风险。肝癌患者多数肝功能不同程度受损，而绝大多数安眠药需要从肝脏分解、肾脏代谢，长期服用会加重肝肾负担。因此，经常失眠的肝癌患者，**一定要由专科医生结合其肝肾功能状况及失眠的具体原因，给予治疗建议及药物治疗。**

15 肝癌晚期患者轻度肝昏迷，说话轻度错乱，还可以恢复吗？

有的肝癌晚期患者因合并肝性脑病，会出现说话错乱、行为异常、睡眠倒错等症状，部分可通过脱氨、纠正酸碱平衡失调、改善肝功能等一系列综合治疗恢复正常。但应警惕复发的风险。

16 为什么肝癌患者会出现黄疸？出现黄疸是否意味着肝癌已到中、晚期了？

肝癌患者出现黄疸的原因很多：首先，肝癌患者多合并肝硬化，肝功能欠佳，黄疸与肝癌关系不大，是由肝硬化造成的，但由于胆红素升高无法接受针对肝癌的相关治疗，故先要保肝、退黄，待胆红素达标后才可治疗肝癌。其次，肝癌压迫胆管也可引起黄疸（如有些位于肝门附近的小肿瘤），此时可行胆管穿刺引流降黄。

因此，**肝癌患者出现黄疸未必代表肝癌已到中、晚期**，此时需要由专科医师进行综合评价，区别对待。

17 为什么肝癌会引发肝昏迷?

肝癌患者绝大多数有肝病基础,合并肝硬化的比例高,肝功能损伤严重者肝脏解毒功能降低,血氨升高;此外,肝硬化导致门脉高压,门-体分流增大,使大量肠道吸收的氨等有毒物质进入肝外门静脉系统但绕过肝脏直接流入体循环而进入脑组织,引起言语错乱、意识不清等一系列症状(临床上称为肝性脑病),严重者可发生肝昏迷。

此外,感染、消化道出血、大量进食高蛋白饮食、大量放腹水、利尿,及安眠药物使用不当等均可诱发肝性脑病。因此,肝癌患者需要在专业医生指导下进行相关的保肝、抗肿瘤、对症治疗等全程管理。

18 肝癌破裂出血的发生率有多高?

肝癌破裂出血的发生率为 2.5% ~ 20%,约占肝癌死因的 10%。多数情况下是由于肝癌恶性程度高,肿瘤生长迅速,相对供血不足,肿瘤中心缺血、坏死、液化,张力不断增加,而肿瘤被膜无法进行相应的伸展,最终破裂出血。此外,肝癌病灶坏死继发感染、肿瘤侵犯肝内血管、受到外力撞击时也可破裂出血。

轻症者可仅有轻微腹痛,严重者可表现为严重腹痛、血压下降、休克,甚至迅速死亡。腹部超声、CT 可发现肝周围或腹腔积液,腹部穿刺抽出不凝血可明确诊断,超选择性肝动脉栓塞是目前最佳的治疗方案。

19 肝癌患者产生腹水后，还有手术切除肿瘤的可能性吗？

很多肝癌患者会合并腹水，部分患者经过保肝、对症、利尿、支持、抗感染等治疗，腹水可以减少或消退，在肝功能允许的情况下还可以进行手术切除或微创介入治疗。但如果是肿瘤破裂引起腹腔转移，进而引发的癌性腹水，或肝癌晚期肝功能较差，严重门脉高压引发大量的顽固性腹水，经内科治疗，腹水消退不明显，手术切除的机会就几乎没有了。但此时可评估是否有必要行介入门体分流（TIPS）或联合微创介入治疗、靶向治疗、免疫治疗等。

20 肝癌并发上消化道出血严重吗，会不会危及生命？

肝癌合并消化道出血有以下原因：一是肝癌患者多数具有肝硬化门静脉高压背景，本身存在不同程度食管胃底静脉曲张、胃黏膜病变等消化道出血基础；二是肝癌本身可以引起门静脉癌栓、门静脉血栓，加重门脉高压，引起出血；三是肝癌引起肝功能异常，凝血功能受损，加重出血。肝癌合并消化道出血，根据出血量大小可以出现呕血、黑便，出血量大时可出现血便、休克，危及生命。

肝癌的分期与治疗
——治疗篇

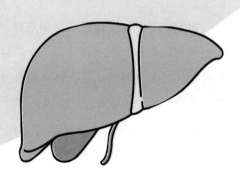

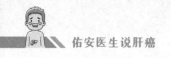

1 肝癌用什么治疗方式最好？单用一种还是多种联合？

肝癌常用的治疗方法有手术切除、经导管肝动脉化疗栓塞或灌注化疗、局部消融治疗、肝移植，以及靶向药物、免疫检查点抑制剂等。肝癌患者采用什么治疗方法取决于肝癌、肝功能情况及患者身体状况等。**合理的治疗方案需要综合评估后制订**，早期肝癌一般以局部根治性治疗（消融，手术，肝移植）为主，中晚期肝癌多以经导管肝动脉化疗栓塞或灌注化疗为主，可适当联合靶向及免疫治疗，但具体的联合方案都是个体化的，需在专业医师指导下进行合理选择。

2 为什么要对肝癌进行分期？分期对治疗有帮助吗？

肝癌的分期对于治疗方案的选择、预后评估至关重要。一般根据肿瘤的数量、大小和位置，肝功能及体力状况，是否扩散到局部及远处的淋巴结，是否转移到肝外器官，是否侵犯邻近的血管、胆管，及其他器官进行分期。

肝癌分期是制订个体化治疗方案的前提，分期不同，治疗方案不同。因此分期对于病情评估、方案制订、预后判断均至关重要。

3　如何选择不同分期的肝癌治疗方案？

国内外肝癌分期方法很多，如 Okuda 分期、CLIP 分期、BCLC 分期（巴塞罗那分期）、JIS 分期、CUPI 分期、TNM 分期和 CNLC 分期（中国分期）等，其中最常用的是 BCLC 分期和 CNLC 分期。

一般来说，早期肝癌首选根治性治疗（包括消融、手术切除和肝移植），中期肝癌首选肝动脉导管化疗栓塞，视病情具体情况联合消融、手术切除、靶向和免疫治疗；晚期肝癌以靶向、免疫等系统治疗为主；终末期肝癌以对症及支持治疗为主。

4　不同分期肝癌预后如何？晚期肝癌还能治吗？

一般来说，早期肝癌预后好，5 年生存率高；中期肝癌预后也较好，5 年生存率较高，晚期肝癌生存率及预后差，但目前用于晚期肝癌的靶向、免疫治疗药物选择较多，只要肝功能及体能状况允许，部分患者也可取得较好疗效；即便是终末期肝癌患者，经积极对症及支持治疗也可提高生活质量，延长生存期。

5　家属如何配合医生帮助患者做好心理准备？

肝癌患者不仅遭受躯体上的痛苦，还要承受恐惧、焦虑等心理上的巨大压力，家属的支持非常有助于患者重塑信心及配合治疗。

患者家属首先要给予患者有力的情感支持，理解患者的痛苦，给予信心，相信医生、相信医学，共同面对疾病；其次，要结合自己的实际情况，合理分配时间，尽量安排足够多的时间陪伴患者；最后，理性认识患者预后，和专业医生充分沟通、了解病情后，理性选择治疗方案，坚决反对背离科学，相信偏方与巫医术士，以免耽误病情、耗尽钱财。

6 肝癌切除 / 消融术前患者应该怎么吃？
营养干预对肝癌预后有帮助吗？

患者术前应注意少食多餐、多进食营养丰富且易消化的食物，减少胃肠负担，如多吃富含维生素、低脂、高蛋白的食物。肝癌患者多数有不同程度的营养不良，尤其在切除或消融术后，更要积极评估营养状态和营养不良风险，合理的营养支持不仅能提高患者免疫功能，促进机体恢复，更能养肝护肝，延长患者生存期，改善预后。

7 医生说肝癌要切掉近一半的肝脏，那样会
不会对以后的正常生活造成影响？

肝脏有很强的再生和代偿能力，一般切除术后三个月到半年时间，肝脏可以恢复到原来的体积大小（有肝硬化基础者肝脏

再生能力差）。经专业外科医生充分评估可行半肝切除者，长期来看术后多不会明显影响患者正常生活。但因为半肝切除是大手术，患者在术后1个月或更长时间内，会有切口疼痛、乏力、食欲减退等表现。因此需要注意合理搭配膳食、加强营养、科学运动，才能促进体力及肝功能逐渐恢复至原来水平。

8 肝癌都需要手术（切除）治疗吗？早期肝癌切除后生存率高吗？

根据患者的一般情况、肝肿瘤及肝功能情况进行肝癌分期，不同的分期有不同的治疗方案，并不是所有的肝癌都需要手术切除。不论是中国的肝癌诊疗规范，还是欧美的肝癌诊疗指南，都认为极早期／早期肝癌患者适合接受根治性治疗。

根治性治疗包括手术（手术切除或肝移植术）及消融治疗。手术切除是早期肝癌首选的治疗方式之一，早期肝癌切除后5年生存率高达69%～86.2%；消融治疗对于早期肝癌可以取得等同于外科切除的根治性疗效，但技术同质化及普及度还远远不够，相信随着消融技术的日益普及和推广，在不远的将来大部分早期肝癌患者将采取更加微创的消融治疗。

值得一提的是，目前在中国70%～80%的肝癌患者就诊时已处于中晚期，并不适合外科切除，而更适合以肝动脉化疗栓塞（TACE）为主的综合治疗。此外，还需要根据患者的实际情况个体化地联合靶向、免疫治疗。

9 　肝癌切除手术患者需要住院多长时间？术后恢复要多久？

　　肝癌切除手术患者的住院时间主要由两部分组成：一个是术前准备时间，另一个是术后恢复时间。术前准备包括心肺等其他脏器功能评价和肝脏储备功能评估，通常需要1周；术后恢复时间通常与患者的年龄、体能情况、有无伴随疾病、肝硬化程度、手术复杂性以及是否有术后并发症等有关。

　　大部分恢复顺利的患者可在术后1周左右出院。如果术后出现顽固性腹水、肝功能恢复慢以及其他并发症，往往会延长恢复时间。

10 　肝癌根治性手术（消融／切除）治疗后，还需要进行放、化疗吗？

　　只有极早期、早期及部分中期肝癌可以接受根治性手术治疗，目前一般认为根治性治疗后无须进行放、化疗；中期肝癌推荐联合靶向药物治疗。

11 　肝癌切除术前做介入栓塞治疗可以使肿瘤缩小吗？两次手术要间隔多久？

　　介入栓塞在理论上可使肿瘤的血液供应减少、肿块缩小，因此可使一些原来不能进行手术切除的肝癌患者获得手术切除机会。当然，对于一些不适合介入栓塞治疗的肝癌患者则起不到这样的效果。

介入栓塞和外科切除的时间间隔没有具体规定，只要介入栓塞后患者的肝功能和体能状况允许，就可以择期进行手术切除。

12 不能进行外科手术切除的肝癌患者还有哪些治疗方式可供选择？

肝癌治疗方法包括切除、肝移植、肝动脉插管化疗栓塞术、局部消融治疗、放射治疗、全身治疗等多种手段，对于不能进行外科手术切除的肝癌患者，还有上述其他多种治疗方式可供选择，当然这需要专业医师结合患者的肝癌分期、体能及肝功能状况给出治疗建议。

13 肝移植到底有多贵？如何获得肝源？

肝脏移植是各种原因导致的肝功能衰竭患者及早期肝癌患者的最佳治疗手段之一，当然其风险性和费用也相当高。因不同地区经济发展水平、每个患者的具体情况及肝源供体需求的差异，肝移植费用也不尽相同。一般而言，肝移植费用在 60 万～ 100 万元。如果术后出现严重并发症，实际费用会更高。

获得肝源的途径主要有两个：一个是通过全国器官分配系统，等待公民去世后捐献的器官分配，分配原则主要和移植等待时间及病情危重程度有关（等待时间越长、病情越重，获得肝源的可能性越大）；另一个途径是患者的亲属捐献部分肝脏来完成活体肝移植。

14 / 肝移植对患者的生活有影响吗？

肝移植是治疗早期肝癌和挽救终末期肝病患者的重要手段，其术后风险主要在移植术后的 1～3 个月，如果没有排斥反应或严重的并发症，且能保证合理饮食、按时定期随访和遵照医嘱科学服药，大部分肝移植患者可维持较好的生活状态，对日常生活甚至工作几乎没有影响。

15 / 肝移植适合所有肝癌患者吗？

肝移植术是肝癌根治性治疗手段之一，但不是每个肝癌患者都适合做肝移植。其主要用于早期肝癌患者，且其年龄一般应<70 岁、无严重的心、脑、肺等重要器官疾病，对于已有血管和（或）胆管癌栓、肝外转移的晚期肝癌患者或年纪很大又有多种伴随疾病的肝癌患者则不适合做肝移植。

16 / 肝移植手术需要进行多长时间？手术有哪些风险？

肝移植手术时间取决于患者的疾病和全身状态、手术难度以及手术医生的经验等多种情况。对于大部分患者，手术时间一般在 5 ～ 8 小时。术前肝脏功能及全身情况较差、曾经做过上腹部手术或因门静脉高压很严重而需要复杂血管重建以及二次肝移植的患者，手术时间往往较长。

肝移植术是腹部外科手术中风险最大、难度最高、最复杂的手术，术中及术后风险包括术中及术后大出血、各重要脏器功能异常或衰竭、感染、血管和胆管并发症（肝动脉栓塞、门静脉血栓形成、胆漏、胆道狭窄等）以及免疫相关并发症，如排异反应（受体抗移植物或移植物抗宿主）、供肝失活（就是移植上去的肝没有功能，类似"嫁接的花没有成活"）等。

17 肝癌患者进行肝移植后出现排异反应该怎么处理？

肝移植后身体有可能发生排异反应，但并不是所有的患者在做过肝移植手术之后都会出现排异反应。肝移植术后患者是否出现排异反应主要取决于患者的免疫状态以及免疫抑制强度，部分患者可能会出现急性排异反应，可通过激素冲击治疗或者调整抗排异药物的剂量和组合方案解决。对于极少数激素耐药的难治性急性排异反应，甚至要采取淋巴细胞清除剂治疗才能获得缓解。长期的免疫抑制强度不足可能会产生慢性排异反应，部分患者可通过调整免疫抑制剂而得到一定程度的改善，但其对移植物的损伤可能会导致移植物丧失功能或需要二次移植。因此，术后良好的依从性（按时随访和遵照医嘱服药）是保证患者良好预后的重要因素。

18 肝移植后恢复期需要多长时间？

肝移植是肝胆外科创伤最大的手术之一，因此术后恢复也相对是一个较漫长的过程。一般来说，**肝移植术后 1 ~ 2 周是最高危险期**，风险主要包括手术本身的巨大创伤、出现并发症与否、是否有急性排斥反应、服用免疫抑制剂后是否出现急性感染等多个方面。如果此危险期能平稳渡过，基本就可以算是闯过第一道关。后续就进入一个缓慢的机体恢复阶段。肝移植术后要定期随访、监测、复查，包括肝功能、抗排斥药物的血药浓度、肝胆超声、腹部血管超声、腹部增强 CT 或增强 MRI 等，以评估肝移植术后肝脏的功能状态，血管吻合情况以及排斥反应的控制情况。

19 什么是肝癌的介入治疗？为什么说介入治疗是微创手术？

介入治疗是介于外科、内科治疗之间的新兴学科，经过 30 多年的发展，现在已和外科、内科并列被称为第三大学科。其主要是在 DSA、CT、MRI 等影像设备引导下（这些设备好比人类的第三只眼睛），通过导管、导丝、穿刺针、栓塞剂、球囊等专门器材堵塞出血血管、疏通被血栓堵塞的血管、扩张狭窄的血管、治疗良恶性肿瘤等，具有微创、精准、疗效确切、费用低、住院时间短、恢复快等诸多优点。介入治疗分为血管性介入和非血管性介入。肝癌的介入治疗同样包括血管性介入治疗和非血管性介入治疗。前者是指在 DSA 透视下通过栓塞材料堵塞肿瘤血管或局部用高浓度化疗药物杀灭肝癌肿瘤细胞的方式；后者通常是指在 CT、MRI 引导下应用消融针直接经皮穿刺至肿瘤部位，通过热或冷或其他能量让肿瘤彻底坏死的治疗方法。

　　介入治疗属于微创手术，而且比传统意义上腔镜下的微创治疗更加微创，只需要在皮肤上通过穿刺针制造 1 ~ 2 毫米的小口即可完成治疗，创伤极其微小，恢复期更短，一周左右即可完全愈合。

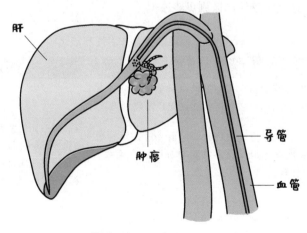

肝

肿瘤

导管

血管

导管经动脉到肝

20 微创手术的手术风险是不是都很低?

微创手术是相对于传统外科开腹、开胸等重创手术来说的,一般是指腔镜下手术,尽管无须开腹或开胸,但仍需要造成 1～3 个供戳卡通过的较大创口;而更微创的介入手术仅需在皮肤穿刺点部位造成一个 1～2 毫米的小创口即可完成治疗。相对而言,**微创手术比重创手术风险要低很多,但风险低并不代表没有风险、不会出现并发症。**因此,进行微创手术前也要充分地知情同意,患方应充分知晓手术可能出现的风险及并发症。

21 HAIC、TAE、TACE、TARE 同为肝癌的血管性介入治疗,有什么不一样?

这几种疗法的区别见表 5-1。

表 5-1　肝癌血管介入治疗方法比较

方法	具体说明	其他
HAIC(肝动脉灌注化疗)	指经肝动脉肿瘤供血分支进行持续灌注化疗药物的方法	—
TAE/TACE(肝动脉栓塞/肝动脉化疗栓塞)	指将导管经肝动脉送至肿瘤供血动脉对肿瘤进行栓塞/化疗栓塞治疗	前者仅应用栓塞剂堵塞肿瘤供养动脉进行治疗,后者是同时应用化疗药物和栓塞剂对肿瘤进行治疗
TARE(肝动脉放射性栓塞)	指经肝动脉肿瘤供血分支向肿瘤内注入放射性元素钇-90,通过其产生的 β 射线对肝癌病灶进行放射治疗	—

截至目前，临床上最常用的是 TACE，但上述 4 种治疗方法各有优劣，还需要根据患者的具体病情合理选择，可以说没有最好，只有最适合。

22 TARE 属于放疗还是介入治疗？与传统放疗相比有哪些优点？

TARE 全称是肝动脉放射性栓塞，兼具放疗与介入治疗的特点，通过精准插入肿瘤供血动脉的微导管将钇 -90 放射性微球注入肿瘤部位，通过钇 -90 发射的 β 射线杀死肿瘤。基于以上原理，原本伴有门静脉癌栓、不适合 TACE 治疗的晚期肝癌患者亦可通过此种方式得到治疗。与传统放疗相比，TARE 治疗通过介入的方法将放射性微球精准送达肿瘤部位，因此更加精准，同时疗效更加持久。但目前临床尚未广泛开展，仍需大量的临床实践验证其疗效。

23 肝癌 TACE 手术需要做很多次吗？可以达到治愈吗？

TACE 手术的优点之一即是可重复性，如果肿瘤较大，如直径＞ 5 厘米的肝癌，一般需要进行 2 ~ 3 次手术，两次手术之间一般间隔一个月，但具体治疗次数、术中使用药物和栓塞剂情况需根据患者的肝功能、体能状况、年龄等实际情况而定。一般来说，TACE 治疗属于姑息性治疗，单独应用达到治愈的比例不高，多推荐联合消融治疗等其他疗法来达到治愈目的。

24 肝癌 TACE 介入治疗后会疼吗？

肝癌 TACE 介入治疗后多会出现发烧、肚子痛、厌食、打嗝等表现，这是医学上常说的栓塞综合征，通常 3～5 天后逐渐缓解或消失。如果是大肝癌，尤其是巨块肝癌或肿瘤数目较多，TACE 术后反应就会重一些，如发烧时间可能会更长、右侧腹部疼痛会持久一些，当然，不同患者的治疗反应差别很大。因此，TACE 术后我们会根据患者的治疗反应给予退热、止痛、改善食欲等对症治疗。

25 TACE 手术的放射性强度如何？会对肝癌患者产生哪些危害？

TACE 手术是在 DSA 数字减影机所发出的 X 射线透视下进行手术操作的治疗技术，因此，手术医师及患者都会不可避免地受到 X 射线辐射。介入手术过程中，患者皮肤接受的辐射剂量为十几至几十 mGy，和做一次增强 CT 的辐射量差不多。X 线电离辐射具有致癌、致畸、致突变效应，因此，科学有效地进行辐射防护十分重要，尤其对于长期从事介入工作的医务人员和需要多次介入治疗的患者。对肝癌患者来说，和普通大众一样，皮肤和甲状腺、性腺等是 X 线辐射的敏感器官，因此，我们只要对皮肤和腺体等部位做好防护，相对于肝癌的治疗来说，射线的辐射损伤基本上可以忽略。

26 / 多次行 TACE 手术会不会损伤血管？

TACE 手术本身存在损伤血管的风险，这些风险包括动脉切割、血管断裂、假性动脉瘤、动静脉瘘、动脉夹层等，当然，多次手术比单次手术出现上述风险的概率增大。血管损伤的发生与患者血管状态有关，如老年患者的血管弹性变差、高脂血症患者的动脉粥样改变以及斑块形成等增加血管损伤风险；另外，手术医师的不规范操作也是造成血管损伤的重要因素。

27 / 肝癌 TACE 治疗与传统化疗使用的化疗药物相同吗？

TACE 常用化疗药物有盐酸多柔比星注射液（或盐酸表柔比星注射液）、5- 氟尿嘧啶（5-Fu）、丝裂霉素 C、顺铂注射液、注射用奥沙利铂、注射用雷替曲塞、注射用羟喜树碱（HCPT）、注射用三氧化二砷等；与传统化疗所使用药物相同，但所给予的药物剂量不同，因 TACE 治疗可以通过微导管实现局部药物高浓度，故所需化疗药物的剂量明显低于传统化疗，因此具有更低的毒副反应。

28 TACE 与传统化疗相比有什么优点?

TACE 可使肿瘤局部药物浓度较全身化疗高数十倍,而且可同时阻断肿瘤血供,**双管齐下控制肿瘤的疗效更好**,而且 TACE 术中所用药物总量明显少于全身化疗,故**药物毒性较全身化疗明显减少**。

29 肝动脉介入治疗适合所有分期的肝癌患者吗?

肝动脉介入治疗适合早期、中期和部分晚期肝癌患者。但如果患者出现肝功能严重障碍、合并门静脉主干癌栓而侧支血管少、肿瘤弥漫或广泛远处转移且预计生存期 < 3 个月、合并多脏器功能障碍或恶液质的晚期患者则不适合肝动脉介入治疗。

30 同样都是化疗栓塞,为什么载药微球那么贵?

传统的介入化疗栓塞是采用超液化碘油与化疗药物充分混合制成乳化液再经导管注入肿瘤供血血管,但会存在乳化不均匀,肿瘤内药物存留时间较短等缺点。而载药微球具有不同的直径规格,悬浮性和生物相容性良好,呈球形,表面光滑,大小均一,可进入更细小的肿瘤血管,其所具有的独特网状结构,能够吸附、携带化疗药物，进入肿瘤血管后不仅可以堵塞肿瘤血管，还可以通过缓释使化疗药物长时间作用于肿瘤，两种治疗作用叠加，理论上可达到更好的治疗效果。载药微球使用高科技材料制成，因此价格较高。

31 TACE 手术后总感觉肝区疼痛，这正常吗？

TACE 手术后，被栓塞的肿瘤组织发生缺血坏死及一过性肿胀会刺激、牵拉肝包膜，引起疼痛，尤其大的肿瘤和位于肝脏边缘的肿瘤，这一现象更加明显。因此，肝区疼痛是正常的术后反应，止痛对症处理后一般一周内可缓解；但如果持续疼痛，并进行性加重或伴有发热，应警惕肿瘤破裂出血或脓肿形成的可能，需要紧急处理。

32 肝癌消融治疗是什么原理？可以根治肿瘤吗，可以替代外科手术吗？

肝癌消融治疗是借助医学影像学设备，如 CT、超声或者 MRI 的引导，将穿刺针或消融针精准穿刺至肿瘤部位，通过穿刺针局部给予无水乙醇等化学消融剂进行化学消融或通过消融针给予物理能量（射频消融、微波消融、冷冻消融、激光消融、不可逆电穿孔消融等）直接原位杀灭肿瘤的治疗手段。实现对肿瘤精准定位，对于极早期、早期和部分中期肝癌，消融治疗可以替代外科手术、达到根治效果。

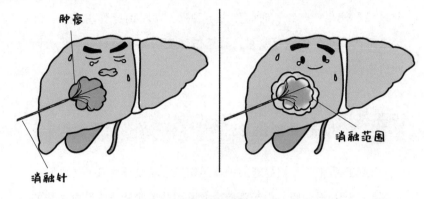

肝癌消融治疗

33 肝癌消融治疗和手术切除哪一个更好?

肝癌消融治疗及手术切除均为肝癌根治性治疗手段,对于极早期和早期肝癌患者,二者的疗效类似;但消融治疗具有对肝功能影响小、创伤小、疗效确切、可重复性、住院时间短、花费少、适用人群更广泛等优点,与手术切除相比,尤其适合高龄、合并其他疾病、严重肝硬化、肿瘤位于肝脏深部等情况的肝癌患者。

34 射频消融和微波消融有什么区别？

射频消融和微波消融的区别见表 5-2。

表 5-2　射频消融和微波消融的区别

内容	共同点	工作原理	区别
射频消融	都属于热消融；疗效、并发症以及生存率无统计学差异	通过离子高频震荡，摩擦产热，使肿瘤细胞发生凝固性坏死	微波消融比射频消融升温更快、治疗时间更短、更适合较大的肿瘤，术中患者痛感多更明显，因此充分地镇静、镇痛极为重要，目前推荐监护下静脉麻醉
微波消融		通过高频交变电流使肿瘤内的极性分子和离子（以前者为主）极高速振动，分子和离子的碰撞、摩擦，短时间内产生高温，导致肿瘤细胞凝固性坏死	

35 肝癌在肝内多发，还可以选择消融治疗吗？

多发（肿瘤结节一般在 10 个以内）肝肿瘤也可以选择消融治疗。一般会根据肿瘤具体个数、大小、位置、肝功能、体能状况等情况，分次消融。还可以联合肝动脉介入栓塞、放疗、靶向免疫治疗等进行综合治疗。

36 / 肝癌分次消融一般间隔多长时间？

目前单次消融一般可对直径 5 厘米及以下的肝癌病灶实现完全消融；所以对于直径 >5 厘米的肿瘤一般需分次消融；分次消融的时间间隔视患者的治疗反应、体能状况及肝功能恢复情况而定，一般为 2 ～ 4 周。

37 / 肝肿瘤邻近心脏、大血管或其他脏器会对消融手术产生影响吗？

肝肿瘤邻近心脏、大血管，除了消融针穿刺损伤血管的风险高外，消融治疗时，心脏及大血管内流动的血液还会对消融区起到冷却（热消融）或升温（冷冻消融）的作用，从而降低消融疗效，导致肿瘤残余的风险增加。

肝肿瘤邻近胆囊、胆管、膈肌、胃肠等脏器时，尽管可以采取水分离（人工腹水、人工胸水）、气体分离（人工气腹）技术对周围邻近脏器进行保护，但仍需要权衡消融获益与周围脏器损伤的风险，当然也和消融手术医师的经验及穿刺技术密切相关。

38 / 对于有血管侵犯的肝癌可以用消融治疗吗？

按照国家卫生健康委颁布的肝癌诊疗规范，根治性消融最适合没有血管侵犯和远处转移的早期肝癌，肿瘤大小最好在 5 厘米以下，肿瘤数目最好不超过 3 个，且患者的肝功能良好。但对于大肿瘤、多发肿瘤、伴有血管侵犯的晚期肝癌，消融治疗也可以与 TACE 治疗、靶向治疗、免疫治疗等多种方法一起成为综合治疗的一部分进行个体化应用，当然要由经验丰富的消融医师进行手术操作。

39 肝癌消融治疗时患者会感觉到疼痛和不适吗，术后多长时间可以正常活动？

肝癌消融手术中，患者右腹部或右肩部会有不同程度的疼痛，因此术中会给予静脉镇静、镇痛药物，以麻醉师参与的监护下麻醉最佳。消融手术后 1 ～ 2 周内多数患者也会有轻至中度疼痛，给予口服镇痛药多可缓解。建议消融手术后卧床 24 小时，并给予生命体征监测，24 小时后可以下床进行简单活动，逐渐过渡到正常活动，但一般术后 1 个月内不建议进行剧烈运动。

40 消融手术后间隔多长时间进行影像学复查？目的是什么？

建议消融手术后 1 个月进行腹部增强 CT/MRI 复查，目的在于评估消融治疗效果，如果有肿瘤残余可给予补充消融治疗；如果肿瘤消融完全，则建议间隔 3 个月复查增强 CT/MRI。

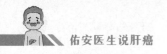

41 消融灭活后的那部分组织还能再生吗?

消融治疗是通过能量或化学物质使肿瘤组织发生不可逆性坏死,不会发生再生;其周围的肝组织则会再生增大并逐渐挤压该消融区。消融区会随着时间逐渐缩小,但一般不会消失。

42 肝癌放射治疗效果好吗? 可以实现治愈吗?

肝癌放射治疗(简称放疗)进展很快,目前认为,早期小的肝癌如果不能进行手术切除或局部消融,放疗可作为根治性的替代治疗手段,其生存获益与手术切除或者局部消融治疗类似;但对于中晚期肝癌,放疗大多用于姑息性治疗,常用于癌栓的放疗,目的在于缓解或减轻症状,提高生活质量。

43 放疗会不会损害周围正常的肝组织?

随着影像技术、放疗设备及呼吸控制技术的不断进步,肝癌放疗日益精准,成功的放疗可以做到在完全灭活肿瘤的同时,几乎不对周围正常的肝组织造成伤害。

44 / 肝癌合并肝硬化的患者可以选择放疗吗?

　　肝癌合并肝硬化的患者可以选择放疗。但研究发现,肝硬化是发生放射性肝损伤的独立危险因素,放射性肝损伤的发生往往和肝硬化的程度有关。因此,对于肝癌合并肝硬化的患者行放疗时需要严格评估适应证及肝损伤情况。

45 / 肝癌的化疗效果怎么样? 多长时间治疗一次? 不良反应严重吗?

　　一般认为,肝癌常规化疗疗效欠佳。但 FOLFOX4(氟尿嘧啶注射液 + 亚叶酸钙注射液 + 注射用奥沙利铂)方案在我国被批准用于不适合手术切除或局部治疗的局部晚期和转移性肝癌,该方案可一定程度提高患者的生存期和疾病控制率。该方案每 2 周进行一次,2 个周期后进行疗效评估。其常见不良反应有恶心、呕吐等消化道症状,白细胞、血小板降低等血液学毒性及肝功能损伤等,这些不良反应多为轻度,一般可逆,对症治疗后多可缓解。

46 / 介入灌注化疗和全身化疗哪一个更好?

　　对于肝癌患者来说,介入灌注化疗(HAIC)疗效优于全身化疗。与全身化疗相比,HAIC 治疗可使化疗药物在肿瘤组织局部实现高浓度,同时降低全身不良反应。

47 相对于传统化疗，肝癌的靶向、免疫治疗有哪些优势？

　　传统的化疗药物无法区分癌细胞和正常细胞，常常"杀敌一千，自损八百"，而免疫治疗可精准作用于肿瘤细胞或肿瘤微环境，激活机体抗肿瘤免疫；靶向药物作用于肿瘤细胞特定靶点及信号通路，抑制肿瘤血管生成，降低肿瘤复发、转移风险，并改善肿瘤微环境，协同免疫治疗作用。因此，靶向、免疫治疗具有更高的精准性，更轻的毒副作用，且靶向药口服应用，用药更加方便。

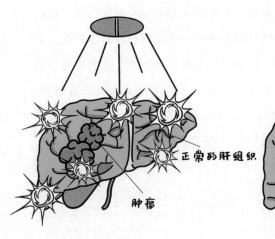

正常的肝组织

肿瘤

肝癌传统化疗

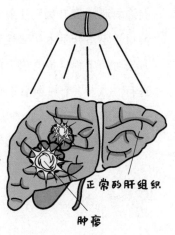

正常的肝组织

肿瘤

肝癌靶向、免疫治疗

48 什么情况下肝癌患者需要进行靶向、免疫治疗？

根据国家卫生健康委颁布的肝癌诊疗规范，靶向治疗可用于中晚期肝癌，免疫治疗可用于合并门静脉癌栓和 / 或远处转移的晚期肝癌，靶向、免疫联合治疗的疗效优于单纯靶向或免疫治疗，但联合应用发生不良反应的风险也会增加，所以，是否联合，如何联合，需要专科医师根据患者的病情综合分析后确定。

49 肝癌靶向、免疫治疗前有必要做基因检测吗？基因检测对药物选择有帮助吗？

目前认为，肝癌靶向治疗前不需要进行基因检测，临床上一线应用的靶向药物甲苯磺酸索拉非尼片、甲磺酸仑伐替尼胶囊、甲苯磺酸多纳非尼片及二线的瑞戈非尼片均为多靶点、多激酶抑制剂，只要肝癌诊断明确，即可在专业医师指导下应用。

相对来说，肝癌免疫治疗前进行基因检测有一定的意义，但目前学术界也尚未达成共识，还处于临床研究和探索阶段。

50 肝癌靶向治疗半年了，一点不良反应都没有，是不是疗效不好？

判断靶向治疗的疗效，主要根据影像学表现及甲胎蛋白等肿瘤标志物的升降情况而非不良反应的有无及轻重程度进行判断。靶向治疗的不良反应个体差异较大，部分患者服药后可无任何不良反应，但是疗效却非常好，反之，不良反应严重者未必疗效就好。

51 如何确定靶向治疗是否耐药？

目前判断靶向治疗是否耐药主要还是影像学的标准：一是原有的肿瘤病灶增大且超过一定的范围，二是出现了新的肿瘤病灶。二者中出现任何一种都可判断为耐药。肿瘤标志物的再次升高也有一定的参考价值，但是单次小幅度波动需要排除化验误差等影响因素，需要连续的、动态的变化趋势作为判断依据。临床症状并不能作为判断是否耐药的依据，要排除治疗的不良反应、并发症等，只有疾病进展造成的症状加重才反映耐药的产生。

52 肝癌靶向、免疫治疗有哪些常见的不良反应？

靶向治疗常见的不良反应包括乏力、食欲缺乏、肌肉关节疼痛、皮肤反应（手足综合征、皮疹，还有口腔溃疡或是结膜溃疡等）、高血压、肝肾功能损伤、腹泻等，以上不良反应轻重程度因人而异，一般给予对症处理多可缓解，多数患者可以耐受。

免疫治疗在激活人体抗肿瘤免疫的同时，也可以不同程度地激活人体抗自身免疫，可影响到人体的各个器官系统；因此，除可以出现靶向治疗常见的不良反应外，还可出现甲状腺功能减退/甲状腺功能亢进、间质性肺炎、心肌炎等，有些进展很快，极少部分可能致命。所以，**免疫治疗必须在专业医师的指导下应用**。

53 肝癌靶向、免疫治疗不良反应严重，该停药、换药还是坚持继续服用？

如前所述，一般轻到中度不良反应可不停药，随着治疗继续，多数患者会逐渐适应和耐受，当然，给予对症治疗也是非常有必要的，但如果发生重度不良反应，应予以停药和积极治疗，不良反应解决后是否再次应用需与专业医师协商决定。

54 进口和国产的靶向药有区别吗？

进口靶向药获批进入临床应用需要大型三期多中心随机对照临床试验来证实其有疗效及安全性；而国产靶向药在获批进入临

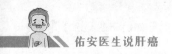

床应用前则需经过严格的检验来证实其生物有效性及安全性与进口靶向药无明显差别；因此，**进口和国产靶向药**，肝癌患者均可以放心选用。

55 中药能不能缓解靶向治疗带来的不良反应，会不会加重肝脏损伤？

靶向药物治疗以后产生的各种并发症，如皮疹、乏力等，均可进行适当的中药调理，但必须要在专业中医医师的指导下进行辨证施治，并根据治疗效果及时调整方案。中药一般不会对肝脏造成严重损伤，但仍需要对肝功能进行定期复查。

56 居家康复治疗就是没有治疗希望了吗？这种想法正确吗？

癌症患者的居家康复治疗包括以下几种：(1)恢复性康复，经过积极治疗使病情得到控制后，为达到临床治愈的目的所进行的身心康复，最终使患者恢复身心健康，正常工作、生活。(2)支持性康复，目前的治疗已无法彻底局部根治肿瘤，但可以通过适当的内科抗肿瘤、营养支持及心理抚慰，最大限度帮助患者改善身心健康状态。(3)姑息性康复，针对癌症终末期患者进行的对症、营养支持及心理抚慰，目的在于使患者在临终阶段仍能够在躯体痛苦得到最大限度缓解的同时，获得充分的心理支持和精神抚慰。

由此可见，居家康复治疗是癌症治疗的重要一环，不能说居家康复治疗就是没有治疗希望了。

肝癌的营养与术后康复

——康复篇

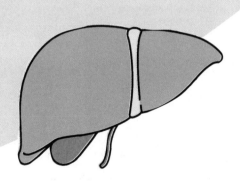

1 肝癌患者如何评估自己的营养状态?

由于肝癌多发生在肝硬化基础上，长期肝病导致肝癌患者营养不良发生率高达 50% ～ 90%，而营养不良与感染、腹水、肝性脑病等多种并发症密切相关，是影响患者存活率的主要危险因

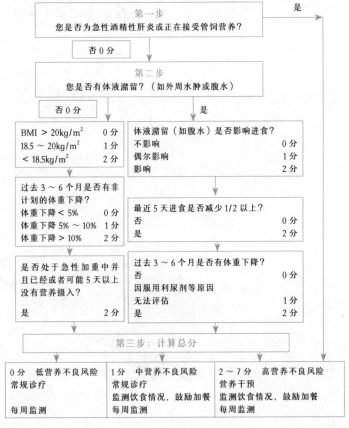

图 6-1　营养不良风险筛查工具（RFH-NPT）

素之一，因此，非常有必要加以重视。那么肝癌患者该如何评估自己的营养状态呢？目前有一个全球通用的简便易行的营养状态自测工具（RFH-NPT）（见图 6-1）；如果患者存在中高营养不良风险就要主动加强营养、注意加餐，必要时需要寻求专业医师的帮助。

2 / 肝癌患者需要忌口吗？

肝癌患者近半数存在营养不良，因此，平时饮食需要注意均衡营养，每天都应该摄入充足的热量、蛋白质及各种微量元素，但也不能够百无禁忌地吃吃喝喝。肝癌患者的饮食需要注意以下几方面：（1）食物种类多样化，摄入的食物种类和健康人群一样，越丰富、越充足越好。（2）饮食禁忌要牢记，除酒精类饮料外，坚硬的食物，如糖葫芦、爆米花、烙饼、坚果等不能吃，以降低食管、胃底静脉曲张破裂出血的风险；过热的食物，煎炸、烧烤、腌制食物要远离，建议选择蒸、煮、炖方式烹饪的食物（此项同样适用于健康人群）。（3）少食多餐，每日 4～6 餐，晚间加餐，这样才能保证营养的吸收。

3 / 肝癌术后每天蛋白质应该摄入多少？

既往为了预防肝性脑病的发生或加重，建议限制蛋白质摄入。但是近年来的大量研究显示，低蛋白质饮食以及由此导致的肌肉减少反而是肝硬化患者发生肝性脑病的危险因素。因此，建议肝癌患者每天要摄入足够的蛋白质（$1.2 \sim 1.5g \cdot kg^{-1} \cdot d^{-1}$），轻微肝性脑病患者不需要限制蛋白质摄入，严重肝性脑病患者可短暂性限制蛋白质摄入，待肝性脑病好转，逐渐增加蛋白质到日常需要量。关于蛋白质来源，植物蛋白（如豆制品）耐受性优于动物蛋白（肉、蛋、奶），同时还应摄入丰富的膳食纤维，以尽可能保障大便通畅、最大限度预防或减轻肝性脑病。

4 牛奶和酸奶哪个更适合肝癌患者？

酸奶含大量优质蛋白和多种营养成分，是牛奶经过益生菌发酵的产物，更容易消化，大大减少了胃肠道负担。肝癌患者胃肠道常处于瘀血状态，饮食牛奶容易出现腹胀等消化不良表现。此外，酸奶中所含氨基酸比牛奶更丰富，且酸奶含大量酵母菌，可抑制和杀灭肠道内腐败菌，使肠道内因细菌分解蛋白质所产的有害物质减少。因此，酸奶更适合肝癌患者。需要提醒大家，酸奶虽好，但不建议一次大量饮用，遵循少量多次的原则更有利于营养的吸收。

5 肝癌患者可以吃肉吗，哪种肉类更适合？

肝癌患者可以吃肉，作为优质蛋白质的载体，肉类是必不可少的食材。当然，在食用时要注意肉类的选择和摄入量的控制。

建议肝癌患者首选高蛋白低脂肪的"白肉"，如鸡胸肉、无刺的鱼肉、虾肉等，其次是"红肉"，如牛羊肉等。猪肉因为含脂肪较高，建议少食。肉类虽好，还要注意摄入量，如体重60千克的人，一般每天50～100克就够了。尽量通过蒸、煮、炖的方式烹饪，少食多餐莫忘记。

6　吃肝补肝的说法正确吗？

民间流传着"吃啥补啥"的说法，认为肝病患者常吃动物肝脏就能补肝。实际上，吃肝补肝的说法是错误的。动物肝脏富含多种微量元素及矿物质，偶尔食之并无大碍，但是动物肝脏中的铜和铁含量高，肝病患者因为肝功能受损不能很好地调节铜、铁平衡，过多的铜和铁会在肝脏内积聚而加重肝损伤。另外，动物肝脏中的胆固醇含量高，过多食用对心脑血管、肝脏都会造成不良影响。因此，肝癌患者应少吃或不吃动物肝脏。

7　肝癌患者能不能吃海鲜？

海鲜富含丰富的营养，海鱼含蛋白质15%～20%，属于优质蛋白质，深海鱼的脂肪含有丰富的深海鱼油，对身体益处很大。海鲜种类丰富，不能笼统地说肝癌患者能不能吃海鲜，还要区别对待：一是原来能吃海鲜的可以继续吃，但每次摄入量以不超过100克为宜；二是原来吃海鲜过敏或不耐受的则不要吃；三是难消化的海鲜，如虾、蟹等要少吃；四是烹饪方式尽量选择蒸、煮、炖，避免煎、炒、炸、烤。

8 肝癌患者能不能养宠物？

宠物是人类的好伙伴，大量研究证明，宠物有益于人类的身体、心理及精神健康，能缓解焦虑情绪，让人放松身心，远离孤单失落。因此，**肝癌患者可以养宠物**，但是养宠物时要注意：(1) 选择温顺、易于照顾的宠物；(2) 为宠物做好驱虫、疫苗注射，避免寄生虫等疾病传播；(3) 注意卫生，接触、抚摩宠物后要认真洗手；(4) 遵守国家及所在城市养宠物的有关规定。

9 肝癌患者如何增强免疫力？

提高免疫力需要从身心两方面做起。**首先，保证充足的热量和蛋白质摄入**，避免营养不良和肌肉减少，营养不良和肌肉减少是肝癌患者不良预后的重要危险因素。**其次，适当锻炼，这样可避免肌肉减少**。肥胖的肝癌患者通过运动可减少体内脂肪，改善预后。运动量要依个人情况而定，快步走、慢跑、游泳等都可以，一般不建议肝癌患者进行剧烈运动，如足球、篮球等，此外，也不建议过量运动。具体哪类运动适合自己还需要医师根据自身的关节情况、心肺功能情况决定。**最后，保持愉悦的心情**，积极的心态对于提高免疫力有很大作用，想办法让自己快乐起来，可培

养一些兴趣爱好，如读书、养花、下棋、听音乐等，充实自己的
生活。

10 / 红酒、药酒对肝癌患者有益还是有害？

不管是红酒还是药酒都含有酒精，酒精对于肝病患者来说是绝
对禁忌的，所以包括红酒、药酒在内的各种酒，肝癌患者都不能喝。

11 / 吸烟会对肝癌有影响吗？

长期吸烟影响肺功能且与肺癌密切相关，这已被大家熟知，
殊不知吸烟也是肝癌发生的高危因素之一。此外，吸烟对心脑血
管都有严重影响。因此，建议肝癌患者远离烟草。

12 / 乙/丙肝相关肝癌根治性治疗（消融或手术切除）后抗病毒药物是不是要永久服用？

乙/丙肝相关肝癌根治性治疗（消融或手术切除）后，尤其
是肝硬化患者，病毒活跃复制不仅导致肝癌复发风险升高，同时
也是肝功能异常，甚至肝衰竭等终末期肝病事件发生的重要因素。
而有效地抗病毒治疗不仅可以抑制病毒复制，减少炎症反应，有
效地预防肝癌复发，还能促进剩余肝体积增大，增强肝细胞再生
能力，降低肝衰竭风险。

目前，慢性乙肝患者体内的乙肝病毒很难彻底清除，因此绝大多数人需要终身服用抗病毒药物。而大多数慢性丙肝患者能够通过服用 3 个月的抗病毒药物（DAAs）将体内病毒完全清除。当然即使病毒完全清除，还需要定期复查病毒复制情况。

13 单发直径 6 厘米的肝癌，没有肝外转移和血管侵犯，做了根治性切除手术，预防性介入治疗必须要做吗？

肝癌患者尽管进行了根治性切除术，其 5 年复发率仍高达 60%～70%，5 年生存率不足 20%；降低肝癌根治术后复发率是提高患者长期生存率的关键。而一般认为，**肿瘤直径 >5 厘米是肝癌复发的高危因素**，而介入治疗是早期发现和治疗肝癌术后复发的有效手段，目前国内外肝癌诊疗指南 / 规范均建议肝癌切除术后短时间内（一般术后 1～6 个月）进行肝动脉介入治疗旨在降低术后复发率。因此，**目前认为，肝癌在根治性切除 / 消融手术后，有必要进行预防性介入治疗**。

14 肝癌局部根治性切除 / 消融治疗后还需要吃靶向药吗？

一般认为，肝癌局部根治性切除 / 消融手术后，无须服用靶向药，间隔 3 个月复查增强 CT/MRI、甲胎蛋白等肿瘤标志物、肝功能即可。如果定期复查，肿瘤短期复发，可考虑在专业医师的指导下服用靶向药或联合免疫治疗。

15 什么是"带瘤生存"？"带瘤生存"肝癌患者的生存期如何？

"带瘤生存"源于中医理念，属于中医术语，但也逐渐得到西医的认同。

"带瘤生存"理念适用于经过专业医生全面、严谨评估为不可治愈的中晚期恶性实体肿瘤患者。"带瘤生存"并非消极不作为地放弃治疗，而是积极地采用适当的外科手术、微创介入治疗、放疗、化疗等治疗，使瘤体进一步缩小或得到有效控制，达到病情长期稳定的状况。其理念不适用于经专科医生严谨评估为可根治性的恶性肿瘤，不可进入见瘤不治的误区，延误可根治恶性肿瘤的机会。

"带瘤生存"的肝癌患者，视其肝功能状况、肿瘤负荷及肝癌分期情况，所适合的治疗方法及生存也存在很大个体差异。预期生存期可跨越数月到数年不等。

16 "带瘤生存"的肝癌患者在日常饮食上需要注意什么？

建议患者少量多餐，按需加餐。饮食宜清淡、细软、易消化，以高蛋白、低脂、低盐的流质或半流质食物为宜，避免进食坚硬、粗糙和油炸食物。建议多吃优质蛋白，如瘦肉（禽类、鱼肉）、蛋类、豆类、奶类等。肝功能不好时应适当控制蛋白质摄入，以免诱发肝性脑病。适量低脂饮食可减轻恶心、呕吐、腹胀等症状。宜选择容易消化吸收的脂肪和甜食。饮食中要有多种维生素的蔬菜和水果，新鲜蔬菜，如胡萝卜、绿叶蔬菜、南瓜、山药、西红柿、蘑菇、木耳等；新鲜水果，如香蕉、苹果、猕猴桃、无花果、红枣、葡萄、草莓、山楂等。

17 "带瘤生存"的肝癌患者需要多久复诊一次？出现哪种情况需要立即就医？

"带瘤生存"的肝癌患者复诊时间与患者病情及接受的治疗方法相关。一般建议间隔1～3个月（具体时间间隔由专业医师根据患者病情综合考虑）进行腹部增强CT和（或）增强MRI、肝肾功能、凝血功能、肿瘤标志物等检查。

当患者出现发热、咳嗽、剧烈腹痛、严重腹泻，提示可能出现了肺部或腹腔感染；严重的恶心呕吐、尿色明显加深、皮肤颜色发黄或眼睛发黄等，可能是患者出现了黄疸加深、肝功能明显恶化；当患者出现腹胀、尿少、双下肢浮肿，则提示腹水增加或肾功能恶化；当患者出现呕血或呕吐咖啡色胃内容物、大便颜色变黑或血便，是消化道出血的表现；当患者突然出现性格改变，烦躁不安、胡言乱语、不能正确回答问题时，可能出现了肝性脑病；当出现上述任何症状或表现时都需立即就医。

18 肝癌治疗以后，甲胎蛋白无法降到正常水平，是不是意味着治疗失败了？

　　甲胎蛋白是诊断肝癌非常重要的指标，也是评估肝癌治疗效果的重要指标。对于可局部根治性切除或消融的早期肝癌患者，术后甲胎蛋白一般都可以降到正常水平（有约 1/3 的肝癌患者甲胎蛋白不高）。如果术后患者的甲胎蛋白没有降到正常水平，则很大可能存在肿瘤残余或复发，需要积极检查、干预。对于不能通过手术切除或消融达到根治的中晚期肝癌患者，经化疗栓塞或靶向免疫等系统治疗后，甲胎蛋白往往无法降到正常值，这并不意味着治疗失败，而是需要专业医师根据患者的病情综合评价，制订个体化方案，按需治疗。

19 肝癌微创介入治疗影响患者的生活质量吗？

　　肝癌微创介入治疗手术与肝癌手术切除相比，具有对肝功能影响小，损伤轻，身体恢复比较快的优点；但微创不等于无创，微创介入治疗术后出现一过性的不良反应较为常见，包括发热、疼痛、恶心、呕吐等介入后综合征，一般 1 周后多数可以消失或明显缓解，严重不良反应发生率低。因此，微创介入治疗对患者的生活质量影响较小或没有影响，甚至部分患者通过微创介入治疗实现了对肿瘤的有效控制，其生活质量反而得到明显提高。

20 肝癌患者微创介入或外科切除术后居家康复期间可以运动吗？适合做哪些运动，运动强度如何把控？

　　一般术后出院一周内以卧床休息为主，避免剧烈运动，如果无明显不适，可逐渐恢复日常活动，但要循序渐进，量力而行，适度运动可以帮助患者改善乏力、疲劳状态，促进食欲恢复及伤口痊愈。一般无肝硬化或肝硬化代偿期的患者，可以从事低强度（慢走、做家务、健身气功等）和中等强度（快走、慢跑、打太极拳、瑜伽、跳广场舞等）的运动；肝硬化失代偿期的患者，只能适当进行低强度或以下的运动，以卧床休息为主；而终末期肝癌患者，则只能卧床休息。

21 肝癌介入手术后出现疼痛正常吗？有没有办法改善？

　　肝癌介入手术后疼痛多是由肿瘤栓塞后缺血坏死或消融后凝固性坏死所致，与肿瘤大小、部位、坏死范围及个人对疼痛的敏感程度有关，属于介入治疗后的正常反应，止痛处理即可，一般1周后多数消失或明显缓解。如果疼痛持续时间过长，且伴有发热、黄疸等症状，建议及时就医除外继发肝脓肿或胆道感染等。

　　另外，需特别注意，如果患者疼痛剧烈而持续，需及时就医。

22 肝癌患者如何选择营养药物？

肝癌患者容易出现营养不良。严重的营养不良增加了肝癌治疗相关不良反应的发生率和死亡率，降低了肝癌治疗的效果和患者的生活质量。是否需要应用营养药物及如何选择，要由营养师进行营养评估，确定患者是否存在营养不良及类型和程度。对于轻中度的营养不良者，鼓励通过营养食谱补充营养，必要时配合使用肠内营养支持以补足身体所需营养；对于重度的营养不良者，建议在饮食基础上，联合口服或管饲肠内营养支持，必要时增加静脉营养支持。

23 肝癌患者合并高血压、糖尿病等慢性病，在居家康复期间都有哪些注意事项？治疗药物会产生冲突吗？

肝癌患者，如果合并高血压、糖尿病等慢性病，术后居家康复期间首先要放松心情，避免过度焦虑、紧张，还要继续规律服用降压药、降糖药，并注意血压、血糖监测；必要时向专科医生寻求帮助和指导。另外，抗肿瘤药物及抗病毒药物等也要在专业医师的指导下规律合理用药，一般不会产生冲突。

24 为什么肝癌患者根治性消融或切除手术后还要定期复查？如何复查？

肝癌患者根治性治疗后仍要进行规律的定期复查。因为此类患者仍然面临着较高的肝癌复发危险，病灶越小，越好治疗，效果也会越好。只有定期规律复查，才有可能早期发现肝癌复发病灶，也才能及时予以有效治疗。因此，**肝癌根治性治疗后的科学随访是提升肝癌长期疗效的重要措施。**

一般建议患者根治性术后的第一个月及之后间隔三个月进行一次复查。复查项目包括甲胎蛋白、异常凝血酶原等肿瘤标志物、肝肾功能、血常规、病毒复制等实验室检查及腹部超声造影、增强 CT 或增强 MRI 等影像学检查，其中增强 MRI 对于发现小病灶更加敏感。

25 肝癌患者在门诊就诊时要准备哪些检查资料？

肝癌患者在门诊复查时，医生一般需要了解患者的病史及治疗情况，查看血常规、肝肾功能、肿瘤标志物及超声造影或增强 CT/MRI 等影像学结果，如果有其他合并症者，还需要了解相关疾病情况。建议平时就把住院病历或门诊本、化验检查报告按时间顺序放在一个固定的资料袋里，把用药情况列个清单，记不住的药名可把药盒或者药品说明书放进去。复查时带上资料袋、医保卡、身份证就可以了。

如果本次复查需要进行化验检查，前一天晚上 10 点之后不要饮水、进食，出门时随身携带面包、牛奶、巧克力等方便食品防止低血糖。

就诊时如果自己有什么疑问，建议提前想好，也可以先写下来避免遗忘。

26 肝癌根治性治疗后 5 年没有复发，还需要定期复查吗？

肝癌患者常常有慢性肝炎、肝硬化的肝病背景，尽管初发病灶得到了根治性治疗，并持续 5 年无复发，但肿瘤复发的可能性依然存在，复发率随时间及肝硬化进展还会持续增加。因此，必须继续密切观察、定期复查。

27 女性肝癌患者暂时治愈了可以生育吗？

肝癌虽然具有较显著的遗传倾向和家族聚集性，但它不是传染病，对生育没有明显影响。不过，妊娠期间，身体消耗较大，加上内分泌变化和免疫系统的改变，容易使肿瘤发展，有部分临床治愈的肝癌患者，怀孕后又出现肿瘤复发或转移。因此，建议肝癌患者在 5 年无复发和转移后，找专业医师综合评价，再考虑是否生育较为妥当。

28 为什么肝癌在根治性切除／消融手术后还会复发？

　　肝癌多在各种慢性肝病的基础上发病，所以尽管消融或手术局部根治了肿瘤病灶，但因为肿瘤发生的"土壤"仍然存在，所以复发的风险依然存在。一般认为早期复发的危险因素包括肿瘤直径 >5 厘米、多发性肿瘤（肿瘤结节 2 个或以上）或存在卫星灶、肿瘤包膜不完整、微血管侵犯、术前肿瘤破裂、肿瘤细胞低分化、术前甲胎蛋白（AFP）水平明显升高等；远期复发的危险因素包括男性、肝硬化背景、乙肝病毒定量（HBV-DNA）高水平、乙肝表面抗原（HBsAg）阳性、白蛋白 < 45 克／升、肝储备试验吲哚菁绿 15 分钟储留率（ICGR15）> 13% 等。

29 肝癌复发了应该如何应对？

　　肝癌复发后根据复发肿瘤的大小、数目、位置、肿瘤分期及患者的肝功能和体能状况，具体由专业医师综合考虑，合理选择或组合应用前述的切除、消融，TACE、靶向、免疫、中医药等治疗方法。

30 中药对预防肝癌复发是否有效？服用中药会不会进一步损伤肝脏？

　　中医从患者整体出发，以调理脾胃为基础，以扶正疏肝、清利湿热为重点，疏通肝脏气血运行，防止阴邪聚集导致肿瘤复发转移，中药治疗可以降低肝癌术后复发率，与化疗配合减毒增效，整体调节人体免疫力，达到人瘤共存，在临床应用中取得了可喜的效果。

服用中药并不一定会加重肝损伤，中药导致的药物性肝损伤大多数是不合理用药引起的，包括医生辨证不准、用错药、患者不遵照医嘱乱用药、药物本身有问题以及联合用药不合理等。所以，一定要找正规医院有资质、有经验的中医医师开具处方，用药期间注意不要同时服用有配伍禁忌的药物和食物。

乙型肝炎的母婴阻断

——特别福利篇

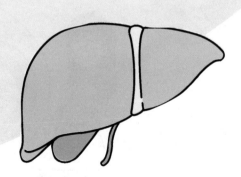

1 妈妈有乙肝，宝宝就一定会有吗？

乙型肝炎病毒主要传播途径是血液传播、母婴传播以及性接触传播。其中，**母婴传播是目前我国乙肝病毒最主要的传播途径**，而母婴传播主要发生于宫内、分娩过程及出生后的密切接触。随着医学的进步，目前通过对乙肝妈妈所分娩婴儿的规范化管理能有效阻断母婴传播，阻断率高达 95% 以上，能够有效降低乙肝病毒传染给宝宝的风险，达到母婴零传播。也就是说，**即便准妈妈患有乙肝或携带乙肝病毒，通过母婴阻断完全有可能生出健康的宝宝**。

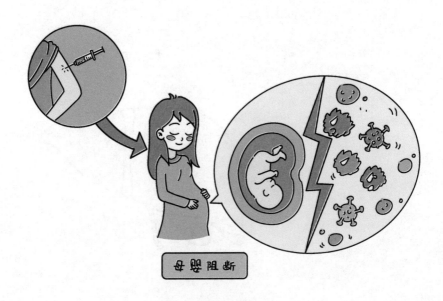

母婴阻断

2 | 怀孕期间可以吃抗病毒药吗？

目前上市的口服抗乙型肝炎病毒药物有 5 种核苷（酸）类似物，包括拉米夫定、阿德福韦酯片、恩替卡韦、替比夫定和富马酸替诺福韦二吡呋酯片，其中**替比夫定、富马酸替诺福韦二吡呋酯片对胚胎的安全性相对较高，可以在妊娠期使用。**

如果在服用恩替卡韦、阿德福韦酯片等妊娠慎用药物期间怀孕，可改为替比夫定、富马酸替诺福韦二吡呋酯片口服继续妊娠。

3 | 妈妈有乙肝，宝宝能吃母乳吗？

世界卫生组织和美国疾病控制与预防中心都提出，**目前无证据证明乙肝妈妈母乳喂养会增加婴儿感染乙肝病毒的机会，建议乙肝妈妈进行母乳喂养。**另外，中国《乙型肝炎病毒母婴传播预防临床指南》和《慢性乙型肝炎防治指南》也都推荐，母乳喂养并未增加婴儿的乙肝感染率，新生儿正规注射乙肝免疫球蛋白和乙肝疫苗后，可以接受母乳喂养，母乳喂养的受益远大于其可能造成的风险。所以：（1）如果乙肝母亲未服用抗病毒药物，新生儿接受规范的联合免疫后，鼓励母乳喂养。（2）为预防母婴传播而服用抗病毒药物者，分娩后停药，停药后即可母乳喂养。（3）若母亲正在服用抗病毒药物，暂时不建议母乳喂养。但有研究表明，富马酸替诺福韦二吡呋酯片在乳汁中药物含量低、毒性有限，可以母乳喂养。（4）以下情况建议暂停母乳喂养：母亲乳

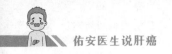

头皲裂，渗血者；母亲肝功能异常者；新生儿口腔溃疡、黏膜损伤者。

4　乙肝妈妈顺产好，还是剖宫产好？

因为担心顺产会增加宝宝感染的风险，不少患乙肝的准妈妈更加倾向剖宫产。但从临床实践上看，分娩方式与乙肝母婴传播风险没有确切关系，剖宫产并未降低乙肝病毒母婴传播的发生率，不能以阻断乙肝病毒母婴传播为目的而选择剖宫产分娩。因此，应根据产科指征决定分娩方式，临产前医生会结合宝宝和准妈妈的情况做出评估。

5　妈妈有乙肝，宝宝的预防接种有什么不同吗？

乙肝妈妈的新生儿免疫接种是阻断乙肝病毒母婴传播的最重要的措施，首剂乙肝疫苗和乙肝免疫球蛋白的接种时机非常关键，是母婴阻断中最关键的步骤。目前，我国新生儿乙肝疫苗接种计划，按"0、1、6"的3针方案进行。也就是说，出生后12小时内给予乙肝疫苗10μg+乙肝免疫球蛋白100IU完成联合免疫后，还需要在出生满1个月和6个月时，分别注射第2针和第3针乙肝疫苗，注射完最后1针的1～2个月后做系统检测。

6 妈妈有乙肝，宝宝出生后什么时候知道是否被感染？

对于乙肝妈妈所分娩的婴儿，进行正规免疫预防后，通过检测乙肝表面抗原和乙肝表面抗体来评判阻断效果。一般在接种完第3针乙肝疫苗的1～2个月后，乙肝表面抗体滴度最高，是随访的最佳时机。结果见表7-1。

表7-1　乙肝妈妈所分娩新生儿接种乙肝疫苗后化验结果及意义

化验结果	意义	后续处理
乙肝表面抗原呈阴性、表面抗体呈阳性	阻断成功	无须特别处理
乙肝表面抗原呈阴性、表面抗体也呈阴性	暂时没有感染，但对疫苗无应答	尽快再次按"0、1、6"方案全程接种3针乙肝疫苗，复种1个月后再复查；如果仍然没有应答，通常无须再次接种
乙肝表面抗原呈阳性、表面抗体阴性	初步说明免疫预防失败	6个月后复查乙肝表面抗原仍为阳性，可确定预防失败，已为慢性感染

7 患有乙肝的女性，怀孕风险高吗？

感染乙肝的女性在妊娠早期可加重早孕反应，妊娠晚期易并发妊娠期高血压疾病。病情严重时影响凝血因子合成，易发生产后出血；妊娠晚期合并乙肝易发展为重型肝炎、肝性脑病，增加孕产妇的死亡率。同时，流产、早产、死胎和新生儿死亡的发生

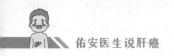

率也有所增加。感染乙肝的女性计划妊娠前，最好由肝病科专科医生及产科医生评估肝脏功能及确定妊娠的最佳时机。

感染乙肝的育龄期女性在孕期要加强产检，同时需定期监测肝功能、乙肝病毒载量、乙肝五项和肝脏超声检查。乙肝准妈妈在饮食上不宜过量，避免体重增长过快，增加肝脏负担。饮食宜清淡，多吃蔬菜和水果，以及富含优质蛋白质的食物。准妈妈应尽量避免剧烈运动，以避免增加肝脏负担。生活要规律，少熬夜，避免过度劳累。调整心态，保持心情愉悦。

8 孕晚期可以应用注射乙肝免疫球蛋白预防母婴传播吗？

目前，所有指南均指出，孕晚期应用注射乙肝免疫球蛋白无预防母婴传播的作用。因为孕妇使用乙肝免疫球蛋白，进入母体后迅速与乙肝表面抗原结合形成免疫复合物，其中的乙肝表面抗体既不能进入胎儿体内，也不能降低母体的病毒水平，并不能减少母婴传播风险。

9 爸爸有乙肝，会传染给孩子吗？

由于直接的父婴传播发生在生殖细胞阶段，因此阻断乙肝父婴传播最有效的办法就是孕前干预。妊娠前无论任何一方患有乙肝，都应积极进行治疗，待病情治愈无传染或病情稳定后方可备孕。而孕前母亲如能接种乙肝疫苗免疫至抗体出现，此时就是最佳怀孕时期，可有效地保护孕妇和新生儿，从而可有效地减少感染乙肝病毒的可能性。

父亲将乙肝传染给子女最主要的方式是通过生活密切接触传播。这是可以预防的。孩子出生后按照国家规定注射乙肝疫苗，直至产生抗体。在生活中，父亲的血液、唾液不要直接接触新生儿，新生儿产生抗体后，则有保护能力，不会被感染。所以，**相对来说父亲患有乙肝传染给子女的可能性比母婴传播要小得多，但仍然不可粗心大意。**

10 妈妈有乙肝，早产的宝宝预防接种有什么不同吗？

如果新生儿是早产儿或低重儿（体重 <2000g），出生 12 小时内注射乙肝免疫球蛋白 100IU，3 ~ 4 周后重复 1 次；乙肝疫苗行 4 针方案：即出生后 12 小时内、1 月龄、2 月龄、7 月龄各注射 1 次（即一共 4 针），注射完最后 1 针的 1 ~ 2 个月后做系统检测。

11 婴儿第 2 针乙肝疫苗因故延迟怎么办呢？

延迟 3 个月内的尽快补打第 2 针，第 3 针仍在 6 月龄时注射；延迟超过 3 个月的，应尽快接种第 2 针疫苗，至少间隔 2 个月后可接种第 3 针，注射完最后 1 针的 1 ~ 2 个月后做系统检测。